Gerhard Schley

Elektrokardiographie

Eine Einführung

Mit 116 zum Teil farbigen Abbildungen
und 22 Tabellen

Springer-Verlag
Berlin Heidelberg New York Tokyo

Professor Dr. Gerhard Schley
Innere Abteilung, Klinikum Niederberg
Robert-Koch-Straße 2, 5620 Velbert 1

ISBN 3-540-16503-7 Springer-Verlag Berlin Heidelberg New York Tokyo
ISBN 0-387-16503-7 Springer-Verlag New York Heidelberg Berlin Tokyo

CIP-Kurztitelaufnahme der Deutschen Bibliothek
Schley, Gerhard:
Elektrokardiographie : e. Einf. / Gerhard Schley. – Berlin ; Heidelberg ;
New York ; Tokyo : Springer, 1986.
(Kliniktaschenbücher)
ISBN 3-540-16503-7 (Berlin . . .)
ISBN 0-387-16503-7 (New York . . .)

Vorwort

Die Elektrokardiographie gehört bereits seit der Einführung des Saitengalvanometers durch Einthoven im Jahre 1903 zum festen Bestand der kardiologischen Diagnostik in der Klinik und der Praxis. Die gute diagnostische Aussage und die einfache, schnelle und nicht invasive Durchführung haben das EKG zu einer der am häufigsten angewendeten Untersuchungstechniken der Medizin werden lassen. Bis jetzt ist nicht zu erkennen, daß es durch ein anderes Verfahren abgelöst werden könnte.

Das vorliegende Taschenbuch „Elektrokardiographie, eine Einführung" soll dazu dienen, vor allem den Studenten und den Ärzten, die sich zum ersten Mal mit dem EKG befassen, den Zugang zu diesem wichtigen Teilgebiet der Medizin zu erleichtern. Es wurde darum bewußt eine vereinfachende, zum Teil schematische Darstellung gewählt und nur die wichtigen und entscheidenden Kriterien der EKG-Veränderungen berücksichtigt und auf die Beschreibung vieler zusätzlicher Normabweichungen verzichtet, um mehr Übersicht und Klarheit zu gewinnen, freilich manchmal auf Kosten der Vollständigkeit. Dabei sollte die nunmehr 15-jährige Erfahrung bei der Durchführung des Kursus „Einführung in die Elektrokardiographie" für Studenten in Essen und Velbert mithelfen, nur das Wesentliche zu beschreiben. Das Buch ist, wie auch der Titel aussagt, also lediglich eine Einführung. Zur Vertiefung des Wissens wird auf die einschlägigen Bücher, zum Teil mit langjähriger Tradition, verwiesen.

Zur besseren Orientierung des Lesers wird jedes einzelne elektrokardiographische Bild nach dem gleichen Muster abgehandelt: Nach einer kurzen Definition oder Zusammenfassung der typischen EKG-Kriterien folgt jeweils ein Abschnitt über die Pathogenese und/oder Pathophysiologie der EKG-Veränderungen, soweit sie bekannt und für das bessere Verständnis erforderlich sind. Im letzten Abschnitt werden die typischen elektrokardiographischen Zeichen, die zur Diagnose führen, kurz beschrieben.

Meinen Oberärzten Herrn Dr. R. Beckmann, Herrn Dr. H. Günnewig und Herrn Dr. H. P. Knoerchen danke ich für ihre Unterstützung bei der Durchführung der EKG-Kurse in Velbert, außerdem Herrn Dr. J. Wieczorek vom Springer-Verlag für die Berücksichtigung meiner zahlreichen Wünsche bei der Drucklegung dieses Taschenbuches.

Velbert, im April 1986   *Gerhard Schley*

Inhaltsverzeichnis

1. Definition des Elektrokardiogramms

Bei jeder Herzaktion findet eine Erregungsausbreitung und eine Erregungsrückbildung im Herzen statt. Dieser Erregungsvorgang ist von dem Auftreten eines elektrischen Stromes begleitet, der als bioelektrische Potentialdifferenz zwischen zwei Punkten abgeleitet werden kann. Da sich das elektrische Feld während der Herzerregung bis zur Körperoberfläche hin ausbreitet, entstehen auch zwischen zwei Punkten auf der Körperoberfläche Potentialdifferenzen als Funktion der Zeit. Das *Elektrokardiogramm* (EKG) ist die Aufzeichnung von elektrischen Potentialdifferenzen zwischen zwei verschiedenen Punkten der Körperoberfläche im Ablauf der Herzaktion. Die gemessenen Potentialdifferenzen sind außerordentlich klein. Ihre Größenordnung liegt bei wenigen Millivolt (1 mV = 1/1000 Volt). Sie können darum nur mit besonders empfindlichen Instrumenten (Kathodenstrahloszillographen) gemessen werden.

Zum besseren Verständnis der Entstehung bioelektrischer Potentialdifferenzen sowie von Erregungsbildung und Erregungsleitung sei auf einige grundlegende physiologische Erkenntnisse eingegangen.

2. Grundlagen

2.1 Entstehung von elektrischer Spannung

Elektrische Spannungen werden u. a. durch physikochemische Reaktionen erzeugt: Bei der *Elektrolyse* werden zwei Elektroden, die in eine elektrolythaltige Lösung eingetaucht sind, an einen Stromkreis angeschlossen. Die positiv und negativ geladenen Ionen wandern zum jeweils entgegengesetzt geladenen Pol. Schaltet man nach einiger Zeit den Stromkreis aus, so läßt sich zwischen den beiden Polen eine kleine Spannung nachweisen.

Beim *Volta-Element* wird eine Zink- und eine Kupferelektrode in verdünnte Schwefelsäure gebracht. Dabei gehen die Zinkatome als positiv geladene Ionen in Lösung. Die von ihnen abgegebenen Elektronen bleiben in der Zinkelektrode zurück und laden sie negativ auf. Die Kupferelektrode gibt keine Ionen ab und wird dadurch zum Pluspol. Zwischen Zink- und Kupferelektrode entsteht eine Spannung.

2.2 Elektrische Spannung an der Zellmembran

Ähnlich muß man sich die Entstehung von Spannungen an der Zellmembran vorstellen, allerdings in wesentlich kleineren Dimensionen. Unter Normalbedingungen befinden sich im Ruhezustand der Zelle mehr *Natrium-Ionen* in der extrazellulären Gewebsflüssigkeit als im Zellinneren und mehr *Kalium-Ionen* in der Zelle als extrazellulär: Die extrazelluläre Natriumkonzentration beträgt 135–

145 mval/l, die intrazelluläre Natriumkonzentration ca. 20 mval/l. Für Kalium beträgt die Konzentration extrazellulär nur 3,5–5,5 mval/l, intrazellulär hingegen ca. 150 mval/l. Die Zellmembran verhindert im Ruhezustand wegen ihrer für jede Ionenart verschiedenen Durchlässigkeit die Diffusion der Ionen. Dadurch entstehen elektrische intra/extrazelluläre Potentialdifferenzen, die mit Mikroelektroden meßbar sind. Dieses sogenannte Ruhepotential der unerregten Zelle beträgt etwa – 90 mV. Im Augenblick der Erregung tritt eine sehr schnelle Änderung der Membranpermeabilität für Natrium auf, so daß zunächst ein massiver Einstrom von Natrium-Ionen in das Zellinnere erfolgt. Dadurch kommt es zu einem raschen Anstieg des Membranpotentials auf ca. + 20 bis + 30 mV. Diese Phase des raschen Anstiegs des Membranpotentials bezeichnet man als *Depolarisation.* Anschließend strömt Kalium infolge einer mehr kontinuierlichen Zunahme der Kaliumpermeabilität der Membran in äquivalenter Menge in den Extrazellulärraum. Durch den Ausstrom der Kalium-Ionen wird das Membranpotential, das zuvor bestanden hatte, wieder hergestellt. Diese langsame Wiederherstellung des Ausgangspotentials ist die Phase der *Repolarisation.* Durch den Ausstrom der Kalium-Ionen wird das Membranpotential von – 90 mV wieder hergestellt (Repolarisation). Die rasche Depolarisation (Dauer etwa 3 msec) ist also mit einem schnellen Einstrom von Natrium-Ionen verbunden, die langsamere Repolarisation (Dauer etwa 250–300 msec) mit einem protrahierteren Ausstrom von Kalium-Ionen. Nach der Phase der Depolarisation und Repolarisation kehrt die Zelle während der Diastole durch einen aktiven Rücktransport der Ionen in den Ruhezustand zurück: durch die sogenannte „Natrium-Kalium-Pumpe" wird das während der Depolarisation in die Zelle eingeströmte Natrium wieder in den Extrazellulärraum zurücktransportiert und umgekehrt wird das während der Repolarisation ausgeströmte Kalium in die Zelle zurückgebracht. Dieser Natrium-Kalium-Ausgleich an der Zellmembran wirkt einem Konzentrationsgefälle entgegen, ist also ein aktiver Vorgang, der Energie verbraucht. Die dafür erforderliche Energie wird bei dem Abbau von Adenosintriphosphat (ATP) zu Adenosindiphosphat (ADP) und anorganisches Phosphat (P) freigesetzt und liefert den „Treibstoff" für den Antrieb der „Natrium-Kalium-Pumpe". Ausgelöst und gesteuert wird die Energiefreisetzung aus ATP durch ein Ferment, die

Membran-ATP-ase. Diese aktive Stoffwechselleistung der Zelle ist von elementarer Bedeutung. Würde sie fehlen oder unzureichend funktionieren, würde dies zu einer allmählichen Aufhebung des Natrium-Kalium-Gradienten an der Zellmembran und damit zu einem Zusammenbruch der elektrischen Zellpotentiale führen.

Natrium und Kalium sind nicht die einzigen Ionen, die an der Bildung der Potentialdifferenz zwischen Intra- und Extrazellulärraum und damit an der Entstehung des Aktionspotentials beteiligt sind. Während der Repolarisationsphase findet – wie oben erwähnt – ein Fluß von Kalium-Ionen von intra- nach extrazellulär statt. Darüber hinaus fließen zu gleicher Zeit auch Natrium-Ionen, Chlorid-Ionen und insbesondere *Calcium-Ionen* durch die Zellmembran von außen in den Intrazellulärraum. Die natriumabhängige Depolarisation mit dem schnellen Natriumeinstrom wird über die sogenannten *schnellen Natrium-Kanäle* eingeleitet, die Repolarisation mit dem langsamen Natrium- und Calciumeinstrom erfolgt über die *langsamen Calcium-Kanäle.*

Der schnelle Natriumkanal ist ein für Natrium-Ionen selektiver Membrankanal in der Zellmembran. Das charakteristische Plateau des Aktionspotentials ist die Folge des langsamen Einstroms von in erster Linie Ca^{2+}-Ionen durch den „langsamen Ca^{2+}-Kanal", der selektiv vorwiegend Ca^{2+}-Ionen – aber auch in geringerem Umfang Na^+-Ionen – einschleust. Eine Aktivierung des schnellen Na^+-Kanals ist nur von Ruhepotentialen zwischen -90 und -60 mV möglich, eine Aktivierung des langsamen Ca^{2+}-Kanals erfolgt erst bei Ruhemembranpotentialen zwischen -30 und -10 mV [8]. Die Repolarisation wird von dem Ausstrom von K^+-Ionen aus der Zelle bestimmt. Der Aufstrichphase des langsamen Aktionspotentials liegt ein langsamer Ca^{2+}-Einstrom zugrunde, der beim schnellen Aktionspotential in erster Linie die Dauer des Plateaus bestimmt. Schnelle Aktionspotentiale bzw. schnelle Erregungen (fast response) lassen sich in Zellen des Arbeitsmyokards nachweisen, langsame Aktionspotentiale bzw. langsame Erregungen (slow response) in Zellen mit Schrittmacherfunktion, also in Sinusknoten- und AV-Knotengewebe (s. unter Reizbildung und Reizleitung).

Der Ca^{2+}-Einstrom bewirkt neben der Entstehung von Schrittmacherpotentialen zusätzlich eine Aktivierung der Myofibrillen-ATPase und dadurch die Auslösung der Myokardkontraktion.

4

Das *Ruhemembranpotential* der Zelle von $-90\,mV$ ist in erster Linie ein Kaliumdiffusionspotential. Das Verhältnis von intrazellulärem Kalium zu extrazellulärem Kalium beträgt 150 mval/l zu 4,5 mval/l also 33:1. Dies entspricht einer meßbaren Potentialdifferenz von ca. 90 mV. Auf der anderen Seite der Zellmembran wird durch das Überwiegen der Natrium-Ionen extrazellulär von 140 mval/l gegenüber 20 mval intrazellulär (Verhältnis 7:1) ein entgegengerichtetes Potential von ca. 40 mV aufgebaut. Die negative Ladung intrazellulär kommt durch ein Überwiegen negativer Valenzen im Zellinneren zustande – durch Chloride, Phosphate, Eiweiße. Da die Permeabilität der Zellmembran im Ruhezustand für Kalium-Ionen wesentlich größer als für Natrium-Ionen ist, wird in erster Linie durch einen Ausgleich des Kalium-Konzentrationsgradienten das Potentialgefälle der ruhenden Zelle aufrechterhalten. Änderungen des extrazellulären Kaliums führen darum auch zu Änderungen des Ruhemembranpotentials: Bei einem Anstieg des extrazellulären Kaliums nimmt das Ruhemembranpotential ab, bei einem Absinken des extrazellulären Kaliums steigt das Ruhemembranpotential an.

2.3 Bioelektrische Grundlagen des EKG

Das von der Körperoberfläche abgeleitete *Elektrokardiogramm* (EKG) ist die Summation aller Einzelfaserpotentiale während der Herzerregung. Die Depolarisation der Einzelfasern mit dem massiven Einstrom von Natrium-Ionen in die Zelle (Phase 1 oder Phase der Depolarisation) und dem dadurch bedingten Anstieg des Membranpotentials von $-90\,mV$ auf $+30\,mV$ / insgesamt also 120 mV – entspricht dem QRS im EKG. Im Anschluß an die rasche Depolarisation mit dem positiven Überschuß (overshoot) von $+30\,mV$ nimmt die Membrandurchlässigkeit für Natrium-Ionen in das Zellinnere langsam ab und zugleich für Kalium-Ionen aus dem Zellinneren zu. Dadurch wird die intra/extrazelluläre Potentialdifferenz ausgeglichen und nähert sich plateauartig dem Wert von 0 mV. Diese Phase der Repolarisation, während der also keine nennenswerte Potentialdifferenz besteht, entspricht im EKG der Strecke von S bis zum Beginn von T (Phase 2 oder Phase der langsamen Repolarisation, Plateauphase). In der daran anschließenden Phase nimmt der Kaliumausstrom aus der Zelle zu. Durch die ausströmenden Kalium-Ionen tritt wieder ein Ungleichgewicht der Ladung an der Zellmembran auf, das Zellinnere wird wieder negativ und erreicht schließlich das Ausgangspotential von -90 mV. Diese Phase (Phase 3 oder Phase der schnellen oder späten Repolarisation) entspricht der T-Welle im EKG. Nach der Depolarisation und Repolarisation des Membranpotentials kehrt die Zelle durch einen aktiven Rücktransport der Ionen in den Ruhezustand zurück (Phase 4 oder Phase der Erholung bzw. der diastolischen Depolarisation). Diese Erholungsphase, in der das Ausgangspotential von -90 mV in der Zelle fortbesteht, ist im EKG die Strecke von T-Ende bis Q.

Durch die Erregung der Herzmuskelfaser wird also die Phase der *Depolarisation* eingeleitet (s. unter 2.2) Elektrische Spannung an der Zellmembran). Die Erregung kann durch elektrische, chemische oder mechanische Reize ausgelöst werden. Durch den Reiz kommt es zu dem massiven Einstrom von Natrium-Ionen in die Zelle und dadurch zu einer Umverteilung der Ladung: Die im Ruhezustand positive Ladung an der äußeren Zellmembran wird bei einer Erregung negativ. Der erregte Herzmuskelbezirk verhält sich gegenüber dem unerregten also stets elektronegativ *(bioelektrisches Grundgesetz)*.

Durch die unterschiedlichen Ladungsverhältnisse an der äußeren Zellmembran der Herzmuskelfasern während der Depolarisation kommt es zu Potentialdifferenzen nicht nur zwischen innen und außen, sondern auch zwischen erregten und unerregten Anteilen der Herzmuskelfasern. Es entsteht für kurze Zeit also auch ein Potentialgefälle zwischen bereits erregten negativen Ladungen und noch nicht erregten positiven Ladungen an der Zellmembran. Um dieses Potentialgefälle auszugleichen, fließt ein Strom von der noch unerregten positiven Membranoberfläche zu den bereits erregten negativen Teilen der Faseroberfläche (Abb. 1). Man nennt diesen Strom den *Aktionsstrom*. Er fließt der Erregungsausbreitung entgegengesetzt.

Bringt man zwei Elektroden an die Oberfläche einer Herzmuskelfaser an, so kann man den Aktionsstrom, der während der Erregung entsteht, messen. Dies sei anhand einer Abbildung (Abb. 2) erläutert: Zum Zeitpunkt *A* befindet sich die Zelle im Ruhezustand. An den

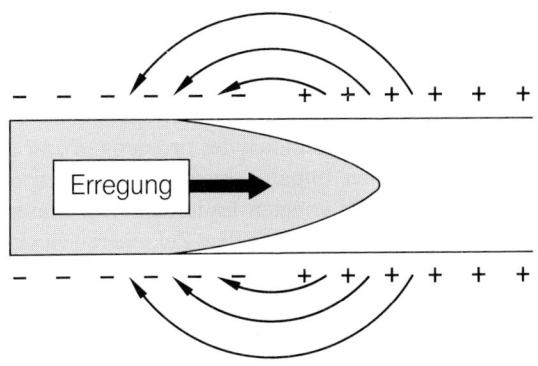

Abb. 1. Erregungsausbreitung in einer Herzmuskelfaser

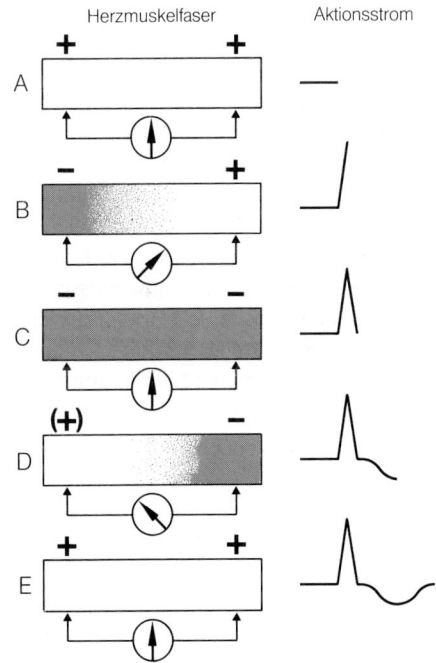

Abb. 2. Depolarisation und Repolarisation einer Herzmuskelfaser

beiden Enden der Zelle sind Elektroden angebracht, zwischen den Elektroden ein Spannungsmesser. Da im Ruhezustand außerdem an der Zellmembran eine gleichmäßige positive Ladung besteht, ist folglich zwischen den beiden Elektroden keine Potentialdifferenz nachweisbar. Im Augenblick der Erregung *(B)*, ausgelöst z. B. durch einen elektrischen Impuls, einen mechanischen oder chemischen Reiz, wird an dem erregten Ende der Muskelfaser die Außenseite der Zellmembran gegenüber dem Zellinneren elektronegativ. Es entsteht jetzt eine Potentialdifferenz (Spannung) zwischen erregtem und unerregtem Pol der Zelle, erkennbar an dem Ausschlag des Spannungsmessers. Wenig später erfaßt die Erregung die gesamte Herzmuskelfaser *(C)*, so daß die äußere Zellmembran gleichmäßig elektronegativ wird. Da jetzt erneut keine Potentialdifferenz mehr zwischen den beiden Polen der Zelle besteht, fließt auch kein Strom, und der Spannungsmesser kehrt in die Nullposition zurück. Die anschließende Rückbildung der Erregung (Repolarisation) verläuft langsamer als die Erregungsausbreitung (Depolarisation). Sie beginnt an der Stelle, wo die Erregung ihren Ausgang nahm. Hier wird das Membranpotential außen wieder positiv, so daß erneut eine Potentialdifferenz zwischen dem soeben erregten Ende der Herzmuskelfaser und der bereits in der Erregungsrückbildung befindlichen Stelle entsteht *(D)*. Das Potentialgefälle während der Repolarisation ist dem Potentialgefälle während der vorangehenden Depolarisation entgegengesetzt gerichtet. Ist die Erregungsrückbildung für die gesamte Herzmuskelfaser abgeschlossen und somit die ursprüngliche positive Ladung der äußeren Zellmembran wiederhergestellt *(E)*, dann besteht keine Potentialdifferenz mehr zwischen den beiden angelegten Elektroden, und der Spannungsmesser kehrt in die Nullposition zurück. Auf der rechten Seite der Abb. 2 ist der Verlauf der schnelleren Depolarisation (entsprechend der R-Zacke im EKG) und der langsameren Repolarisation (entsprechend der T-Welle im EKG) mit einem Schreiber dargestellt.

2.4 Dipol

Die unterschiedlichen Ladungsverhältnisse an der Zellmembran während der Erregung einer Herzmuskelfaser sind mit einem elektrischen *Dipol* zu vergleichen. Ein Dipol ist, wie der Name sagt (di = griechische Vorsilbe für zweimal, doppelt), ein Körper mit zwei Polen. Ein Beispiel dafür ist der Magnet mit einem Nord- und einem Südpol. Zerteilt man einen Magneten beliebig oft, so entstehen immer neue Magneten mit zwei Polen. Auch die kleinsten Magnetteilchen (Elementarmagnete) stellen nicht Einzelpole, sondern Dipole dar. Bezogen auf den Herzmuskel kann man auch die Erregung als Dipol ansehen: Die erregte Myokardfaser ist elektrisch negativ, die unerregte positiv. Es entsteht eine Potentialdifferenz zwischen diesen beiden Polen und für kurze Zeit eine Spannungsquelle.

Während der Erregung wird die einzelne Myokardfaser wie ein elektrischer Dipol von einem sich schalenförmig ausbreitenden *elektrischen Feld* umgeben (Abb. 3). Greifen wir die Potentialdifferenzen von verschiedenen Punkten des Dipols ab, dann werden wir feststellen: Am größten sind die Potentialdifferenzen in der Längsrichtung des Dipols bzw. der elektrischen Achse der Myokardfaser, am kleinsten senkrecht zur Längsrichtung des Dipols. Das senkrechte Feld, das genau durch die Mitte des Dipols verläuft, weist keine Potentialdifferenz auf.

Da sich die Gesamterregung des Herzens aus der Vielzahl der Einzelerregungen der Herzmuskelfasern zusammensetzt, kann man das

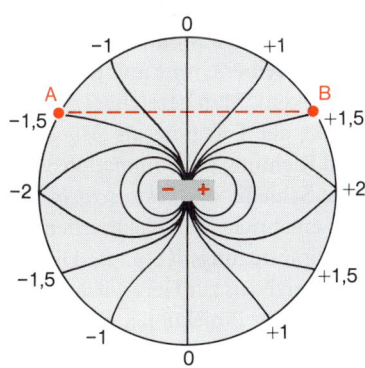

Abb. 3. Elektrisches Feld während der Erregung einer Myokardfaser (Dipol)

Modell des Dipols (mit Einschränkungen) auch auf das Gesamtherz übertragen. Dabei verläuft die Haupterregung des Herzens von der Herzbasis zur Herzspitze. Die Potentialdifferenzen werden mit Elektroden von der Körperoberfläche abgegriffen und gemessen. Das umgebende Gewebe um das Herz ist das leitende Milieu.

2.5 Vektoren

Zum besseren Verständnis kann man die elektrischen Auswirkungen des Herzens auch als Vektor darstellen. *Vektoren* sind physikalische Größen, denen eine Richtung zugeordnet ist (lateinisch vectare = fahren), z. B. Kräfte, Geschwindigkeiten. Die Richtung wird dabei durch einen Pfeil dargestellt und die Größe durch die Länge des Pfeils. Im Gegensatz dazu haben Größen wie Volumen und Zeit keine bestimmte Richtung; man nennt sie *Skalare* (lateinisch scala = Treppe).

Ein *Elementarvektor oder Einzelvektor* ist die gerichtete Spannungsgröße (Potentialdifferenz) einer einzelnen Herzmuskelfaser. Der *Summationsvektor oder Integralvektor* entsteht aus der Gesamtzahl der Elementarvektoren. Da viele Elementarvektoren während des Erregungsablaufs einander entgegengesetzt verlaufen, neutralisieren sie sich. Nur die in gleicher oder annähernd gleicher Richtung verlaufenden Elementarvektoren bilden nach dem Parallelogramm der Kräfte den Summationsvektor. Dabei ändern sich Größe und Richtung des Summationsvektors fortlaufend während des Erregungsablaufs, in jedem Moment erhält der Summationsvektor also eine Änderung seiner Größe und Richtung (z. B. Ausbildung von Q-, R- oder S-Zacken). Man bezeichnet die Vektoren zu einem bestimmten Zeitpunkt der Erregung als *Momentanvektoren*. Zeichnet man Größe und Richtung des Summationsvektors fortlaufend auf, so erhält man eine Schleife, die *Vektorschleife* (Abb. 4). Der größte Momentanvektor entspricht der elektrischen Herzachse bzw. dem *Hauptvektor* (Haupterregungsrichtung). Diese Haupterregungsrichtung ist von der Herzbasis zur Herzspitze gerichtet. Die *elektrische Herzachse* verläuft in der Projektion auf die Frontalebene annähernd der anatomischen Herzlängsachse parallel. Die Vektorspitze weist stets zum po-

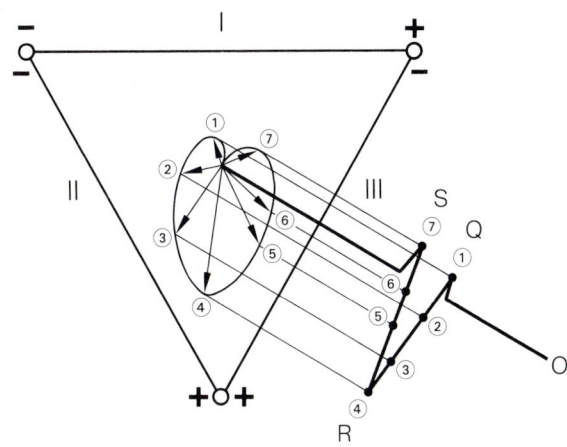

Abb. 4. Momentanvektoren und Vektorschleife in Bezug auf Ableitung III des Einthovenschen Dreiecks

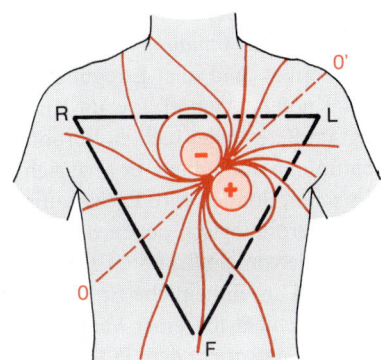

Abb. 5. Elektrisches Feld während der Erregung des Herzens mit Einthoven'-schem Dreieck

sitiven Pol; dies wurde willkürlich nach einer internationalen Übereinkunft so festgelegt. Das hat zur Folge, daß die Ableitungen, auf die die Erregung hingerichtet ist, stets einen positiven Ausschlag im Spannungsmesser haben, während eine Ableitung, von der sich die Erregung entfernt, einen negativen Ausschlag zeigt (s. Abb. 4 und 5).

2.6 Reizbildung und Reizleitung

Im Herzgewebe unterscheidet man anatomisch, elektrophysiologisch und funktionell zwei verschiedene Zellstrukturen:

1. das *Arbeitsmyokard,* das ein stabiles Ruhemembranpotential hat und die rhythmische Kontraktion des Herzmuskels ausführt und

2. das *Reizbildungs-* und *Reizleitungsgewebe* mit einer spontanen diastolischen Depolarisation, das die Impulse für die automatische Erregung des Herzens bildet und weiterleitet. Spezifisches Reizbildungsgewebe findet sich im Sinusknoten, dem eigentlichen Schrittmacher des Herzens und im AV-Knoten.

Unter normalen physiologischen Bedingungen wird die Erregung des Herzens vom *Sinusknoten* (Keith-Flackscher-Knoten) aus gesteuert. Der Sinusknoten ist eine knotenförmige Anhäufung von glykogenreichen Herzmuskelfasern mit nur geringer Querstreifung. Er findet sich an der Einmündungsstelle der Vena cava cranialis in den rechten Vorhof und ist zur autonomen Reizbildung mit einer spontanen Eigenfrequenz von 60-100/min befähigt. Vom Sinusknoten direkt und über *sinuaurikuläre Leitungsbahnen* wird das Vorhofmyokard erregt und die Erregungswelle dem *Atrioventrikularknoten* (AV-Knoten, Aschoff-Tawara-Knoten) zugeleitet. Der AV-Knoten liegt im Bereich des rechten Vorhofes an der Vorhof-Kammergrenze, septumnah und hinten. Er setzt sich kammerwärts in den Stamm des His'schen Bündels fort. Die spezifischen Zellen des AV-Knotens ähneln morphologisch denen des Sinusknotens. Ihre Bedeutung liegt darin, die vom Sinusknoten ankommende Erregungsfront aufzunehmen und als einheitliche Erregung an die Kammern weiterzuleiten. Dies geschieht mit einer Verzögerung der Erregungsleitung um ca. 0,1 s und entspricht dem PQ-Intervall im EKG. Mit dieser zeitlichen Verzögerung wird zugleich erreicht, daß genügend Zeit besteht, die mit Blut gefüllten Vorhöfe mittels der mechanischen Vorhofkontraktion in die noch unerregten Ventrikel zu entleeren. Darüber hinaus ist der AV-Knoten als sogenanntes sekundäres Erregungsbildungszentrum in der Lage, die Erregungsbildung für die Herzkammern zu übernehmen (spontane Eigenfrequenz 40-60/min), falls der Sinusknoten als Erregungsbildungszentrum ausfällt. Wird der AV-Knoten tierexperimentell zerstört oder fällt er beim Menschen durch Erkrankungen aus, so findet keine Erregungsübertragung vom Vorhof auf die Kammern mehr statt; es entsteht das Bild des totalen AV-Blocks, wobei in der Regel ein tertiäres Reizbildungszentrum an irgendeiner Stelle des Erregungsleitungssystems in den Kammern mit einer Frequenz von ca. 20–40/min einspringt und Vorhöfe und Kammern unabhängig voneinander in einem verschiedenen Rhythmus schlagen.

Vom AV-Knoten wird die Erregung unter normalen physiologischen Bedingungen über das His'sche Bündel, den rechten und linken Tawara-Schenkel sowie den linksanterioren und linksposterioren Schenkel und die Aufzweigungen des Purkinjesystems den Herzkammern zugeleitet und damit der Impuls zur Kammerkontraktion gegeben.

Die Erregung einer Herzmuskelfaser tritt immer dann ein, wenn das Ruhemembranpotential um einen kritischen Wert gesenkt wird. Vergleicht man die Aktionspotentiale von Zellen aus dem Arbeitsmyokard mit Zellen aus dem spezifischen Reizbildungsgewebe, dann fällt auf, daß die spezifischen Schrittmacherzellen des Reizbildungs- und Reizleitungsgewebes während der diastolischen „Ruhephase" einen spontanen Abfall des Ruhepotentials zeigen. Diese langsame *spontane diastolische Depolarisation* ist bedingt durch eine geringe Zunahme der Natriumionenpermeabilität (damit geringer Natriumeinstrom in die Zelle) und einer geringen Abnahme der Kaliumionenpermeabilität (damit Abnahme des Kaliumioneneinstroms), vor allem aber durch einen langsamen Calciumeinstrom in die Zelle durch die langsamen Ca^{2+}-Kanäle in der Zellmembran. Sobald ein Schwellenpotential von ca. -65 mV erreicht ist, wird die eigentliche Erregung mit dem massiven Natriumioneneinstrom ausgelöst.

Die *Erregungsfrequenz der Schrittmacherpotentiale* ist von zwei Größen abhängig:

1. von der Steilheit der spontanen diastolischen Depolarisation und
2. von der Höhe des Schwellenpotentials. Je steiler die spontane diastolische Depolarisation und je niedriger das Schwellenpotential ist, umso höher ist die Erregungsfrequenz und umgekehrt.

Die Anstiegssteilheit der spontanen diastolischen Depolarisation nimmt vom Sinusknoten bis zum AV-Knoten, His'schen Bündel, den Tawara-Schenkeln und den Purkinjefasern zunehmend ab

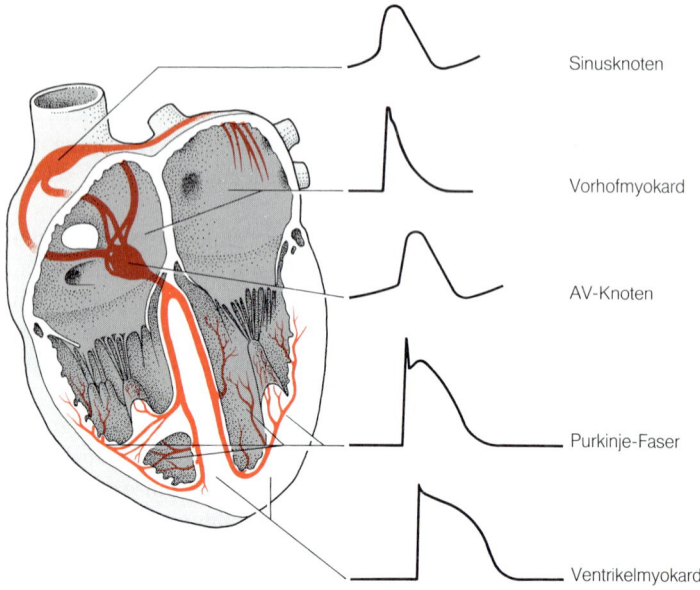

Abb. 6. Aktionspotentiale aus verschiedenen Strukturen des Herzens

(Abb. 6). Dadurch ist gewährleistet, daß der Sinusknoten am schnellsten das Schwellenpotential erreicht und so zum Schrittmacher des Herzens wird. Bevor die Zellen des übrigen spezifischen Reizbildungs- und Reizleitungsgewebes das Schwellenpotential von ca. −65 mV erreicht haben, werden sie bereits von der Erregungswelle des Sinusknotens erfaßt und durch die Sinusknotenerregung depolarisiert.

Die *Ausbreitung der Erregung* erfolgt aufgrund des Potentialgefälles zwischen erregten und unerregten Zellen. Das Potentialgefälle erzeugt einen lokalen Stromfluß, den depolarisierenden Ausgleichsstrom. Die Erregungsausbreitung ist u. a. abhängig von dem elektrischen Widerstand der Membran und der Membrankapazität. Wenn die Potentialdifferenz zwischen erregter und unerregter Zelle so groß ist, daß das angrenzende Membranpotential der unerregten Zelle auf das Schwellenpotential angehoben wird, so werden die Nachbarzellen ebenfalls depolarisiert und die Erregung wird somit fortgeleitet.

14

Grundsätzlich kann jede Herzmuskelzelle die einmal ausgelöste Erregung weiterleiten.

Wesentlich für die *Geschwindigkeit der Erregungsleitung* ist das Ruhemembranpotential der Zelle. Zellen mit hohem Ruhemembranpotential (deutlicher: mit negativerem Ausgangspotential) erzeugen Aktionspotentiale mit höherer Depolarisationsgeschwindigkeit, größerer Amplitude und damit schnellerer Leitungsgeschwindigkeit (z. B. Purkinje-Fasern). Umgekehrt zeigen Zellen mit niedrigem Ruhemembranpotential eine geringere Depolarisationsgeschwindigkeit, kleinere Amplitude des Aktionspotentials und langsamere Leitungsgeschwindigkeit (z. B. der AV-Knoten und Sinusknoten).

Außer dem Ruhemembranpotential unterscheiden sich Zellen mit schneller Erregungsleitung von Zellen mit langsamer Erregungsleitung elektrophysiologisch durch die Erregungsform: Zellstrukturen mit langsamer Erregungsleitung zeigen das bereits beschriebene Bild der langsamen diastolischen Depolarisation, die typisch für das Schrittmachergewebe ist (s. Abb. 6). Diese Erregungsform wird auch als langsame Erregung oder *„slow response"* bezeichnet und ist typisch für Zellen des Sinusknotens und AV-Knotens. Sie wird u. a. gebildet durch einen langsamen Calciumeinstrom. Die andere Form der Erregung ist die schnelle Erregung oder *„fast response"* ohne diastolische Depolarisation, die an Zellen des Myokards von Vorhof und Herzkammern sowie des Purkinjesystems nachweisbar ist.

Das Arbeitsmyokard zeigt keine spontane diastolische Depolarisation und übernimmt darum im allgemeinen auch keine Schrittmacherfunktion am Herzen. Unter bestimmten Bedingungen kann jedoch auch an der Myokardzelle ein Funktionswandel eintreten und die Zelle zu spontaner diastolischer Depolarisation befähigt sein. Solche Bedingungen treten ein bei mechanischer Dehnung (Herzinsuffizienz), Sauerstoffmangel (Herzinfarkt), Hypokaliaemie, Digitalisintoxikation, Vergiftungen mit Akonitin oder Bariumchlorid.

Interessant in diesem Zusammenhang ist, daß die *Herzen von Tieren einer primitiveren Entwicklungsstufe* – z. B. die Herzen von niederen Wirbellosen – noch keine Differenzierung in Schrittmacherzellen mit spontaner diastolischer Depolarisation und den Zellen des Arbeitsmyokards mit stabilem Ruhepotential haben. Hier zeigen alle Myokardzellen spontane diastolische Depolarisationen, und der gesamte Herzmuskel ist als Schrittmacher tätig [8]. Wenn nun durch eine Schädigung – z. B. durch O_2-Mangel – eine Zelle des Arbeitsmyokards in eine Schrittmacherzelle umgewandelt wird, dann heißt das auch, daß sie sich zu einer primitiveren Stufe zurückentwickelt.

2.7 Refraktärzeit

Das Herz verfügt über Schutzmechanismen, die eine zu schnelle Erregung und Schlagfrequenz des Herzens und damit eine unzureichende Auswurfleistung des Herzens verhindern. Einer dieser Schutzmechanismen ist die Refraktärzeit. Man unterscheidet eine absolute von einer effektiven und einer relativen Refraktärzeit. Während der *absoluten Refraktärzeit* (ARZ) bzw. Refraktärperiode ist die Herzmuskelzelle auch für noch so starke Reize unerregbar. Jeder noch so starke Reiz wird von keiner Depolarisation oder Erregung gefolgt. Die Reizschwelle ist unendlich hoch, die Erregung praktisch null. Diese Phase betrifft fast das gesamte Aktionspotential und liegt – auf das Aktionspotential bezogen – während des Plateaus und zu Beginn der späten Repolarisationsphase (Abb. 3).

Die *effektive Refraktärzeit* (ERZ) ist die Zeit, in der auch durch noch so starke Reize kein fortgeleitetes (!) Aktionspotential ausgelöst werden kann. Der *Unterschied zwischen absoluter Refraktärzeit und effektiver Refraktärzeit* besteht darin, daß während der absoluten Refraktärzeit überhaupt keine Erregung möglich ist, hingegen wird während der effektiven Refraktärzeit keine fortgeleitete, wohl aber eine lokale Erregung registriert. Das ausgelöste Aktionspotential hat einen sehr langsamen und niedrigen Anstieg. Es ist zu klein, um die umliegenden Muskelfasern zu reizen und somit wird keine Muskelkontraktion und keine Potentialänderung der Nachbarpotentiale eingeleitet. Lokal wird also nach Beendigung der absoluten Refraktärperiode eine Phase registriert, in der zwar eine vorzeitige Erregung durch einen Reiz ausgelöst wird, diese vorzeitige Erregung aber nicht weitergeleitet wird. Erst etwas später (= Ende der ERZ) wird auch jeder vorzeitige Reiz weitergeleitet. Die effektive Refraktärperiode dauert also etwas länger als die absolute Refraktärperiode. Als Kriterium des Reizerfolges kann im Falle der effektiven Refraktärzeit anstelle der fortgeleiteten Erregung auch das Auftreten einer Kontraktion gewählt werden, die ja durch eine fortgeleitete Erregung ausgelöst wird, während die exakte Bestimmung der absoluten Refraktärperiode die Ableitung des Aktionspotentials erfordert [1].

Während der *relativen Refraktärzeit* (RRZ) wird die Erregbarkeit der Myokardzelle bzw. der Zellmembran langsam wiederhergestellt. In dieser Phase können mit stärkeren Reizen als der diastolischen Schwellenstromstärke entspricht Aktionspotentiale ausgelöst werden. Diese vorzeitig ausgelösten Aktionspotentiale weisen einige Besonderheiten auf: Je früher während der relativen Refraktärphase des vorangehenden Aktionspotentials die vorzeitige Erregung ausgelöst wird, um so verzögerter ist die Depolarisationsgeschwindigkeit und um so kürzer ist die Aktionspotentialdauer vorwiegend aufgrund einer verkürzten Repolarisationsdauer. Der verzögerte Anstieg während der Depolarisation ist Ausdruck dafür, daß die Zelle nicht oder noch nicht auf eine erneute Erregung vorbereitet ist. Das Membranpotential hat wegen der laufenden Umverteilung der Ionen zwischen Intra- und Extrazellulärraum noch nicht das Ruhepotential von $-90\,\mathrm{mV}$ erreicht. Da die maximale Aufstrichgeschwindigkeit um so steiler ist, je größer bzw. je negativer das Ausgangspotential ist und um so träger ansteigt, je kleiner (bzw. je weniger negativ) das Ausgangspotential ist, wird verständlich, warum vorzeitige Aktionspotentiale um so verzögerter depolarisiert werden, je früher während der Repolarisationsphase des vorangehenden Aktionspotentials sie ausgelöst werden. Ab einem Membranpotential von ca. -60 bis $-40\,\mathrm{mV}$ wird die Zelle schließlich unerregbar, weil nicht mehr genügend Na^+-Ionen für den Natrium-Einstrom während der Depolarisation zur Verfügung stehen.

Vergleicht man nun die Erregung einer Myokardzelle mit dem Erregungsablauf anderer Gewebe, zum Beispiel einer Nervenfaser oder einer Skelettmuskelfaser, so ist folgendes auffällig: Das Ruhepotential ($-90\,\mathrm{mV}$) und das Aktionspotential ($+20$ bis $+30\,\mathrm{mV}$) sind für die Myokardfaser und die Nervenfaser bzw. die Skelettmuskelfaser gleich. Einziges Unterscheidungsmerkmal ist die Dauer des Aktionspotentials. Während die Aktionspotentialdauer der Myokardfaser etwa 300 ms beträgt, hält das Aktionspotential der Nerven- bzw. Skelettmuskelfasern nur 0,5 ms lang an. Das Aktionspotential der Myokardfaser ist also etwa 600mal länger als das der Skelettmuskelfaser bzw. der Nervenfaser. Da die Einzelfaser während nahezu der gesamten Dauer des Aktionspotentials nicht wieder neu erregt werden kann, können bei einer Dauer der Aktionspotentiale von 300 ms maximal drei Erregungen pro s bzw. 180 Erregungen pro min an einer Herzmuskelfaser ausgelöst werden. Das bedeutet, daß die Anzahl der Erregungen pro min durch die Dauer des Aktionspotentials begrenzt wird. Da die Gesamterregung des Herzens aus der Vielzahl dieser Einzelpotentiale besteht, wird verständlich, wie dieser „natürliche Schutzmechanismus" des Herzens gegen zu hohe Erregungsfrequenzen zustande kommt. Die Dauer der Aktionspotentiale der Einzelfasern entspricht dabei der Dauer der Refraktärzeit des Gesamtherzens. Eine Steigerung der Erregungsfrequenz, zum Beispiel beim Kammerflattern mit Herzfrequenzen von etwa 200 pro min oder beim Kammerflimmern mit noch wesentlich höheren Frequenzen, ist also vor allem durch eine Verkürzung der Dauer des Aktionspotentials der Myokardfaser und somit der Refraktärzeit des Herzmuskels möglich [16].

2.8 Vulnerable Phase

Aus klinischen Beobachtungen und tierexperimentellen Untersuchungen ist bekannt, daß am Herzen während eines bestimmten Zeitabschnitts der Repolarisationsphase durch mechanische oder elektrische Reize besonders leicht Kammerflimmern auszulösen ist – z. B. durch Extrasystolen oder durch Unfälle mit elektrischem Strom. Dieser Zeitabschnitt liegt, bezogen auf das Elektrokardiogramm, kurz vor dem Gipfel der T-Welle, also annähernd während des Erregungsablaufs des Herzens in der relativen Refraktärphase. In dieser Zeit findet der Übergang von der absoluten Unerregbarkeit des Herzens (absolute Refraktärzeit) zur normalen Erregbarkeit statt. Dieser Übergang vollzieht sich nicht für alle Myokardfasern gleichzeitig. Während bei einem Teil der Einzelfasern die Erregung noch abläuft, ist sie bei anderen Myokardfasern bereits abgeschlossen. Das bedeutet, daß Teile des Myokards wiedererregbar sind, während sich andere gegen Reize noch refraktär verhalten. Die einzelnen Myokardanteile befinden sich also während dieser Phase in einem unterschiedlichen Erregungszustand, wodurch der Wiedereintritt (re-entry) und damit die Auslösung von Flimmern gefördert wird.

2.9 Flimmerschwelle des Herzens

Die Flimmerschwelle des Herzens wird tierexperimentell bestimmt und dient u. a. zur Beurteilung der Flimmerbereitschaft des Herzens unter bestimmten pathologischen Bedingungen (z. B. nach akuter Koronarligatur) oder zur Überprüfung von pharmakologischen Substanzen in ihrer Wirkung auf das Kammerflimmern des Herzens [18, 19]. Man geht dabei so vor: Mit einem speziellen Reizgerät werden Gleich- oder Wechselstromimpulse über Silberelektroden direkt auf das Herz und durch eine R-Zacken-Triggerung genau während der vulnerablen Phase der Herzaktion übertragen. Die Stromstärke der im Abstand von wenigen Sekunden applizierten Reizimpulse wird langsam gesteigert, bis Kammerflimmern auftritt. Als Flimmerschwelle gilt diejenige Stromstärke, die gerade ausreicht, um Kammerflimmern auszulösen. 10 s nach Beginn des Kammerflimmerns wird durch Defibrillation der Sinusrhythmus wiederhergestellt und nach einer Pause von ca. 15 min kann mit der nächsten Reizperiode begonnen werden.

2.10 Ableitungen

Mit einer genau festgelegten Anordnung von Ableitungselektroden bzw. Ableitungspunkten lassen sich die Potentialdifferenzen während der Ausbreitung der Erregung und der Erregungsrückbildung des Herzens an der Hautoberfläche messen und ggf. Rückschlüsse auf Änderungen im Vergleich zum normalen Erregungsablauf ziehen.

Die Ableitungselektroden sind entweder bipolar oder unipolar (Tabelle 1). Mit den *bipolaren Elektroden* werden die Potentialdifferenzen von zwei verschiedenen Punkten der Körperoberfläche abgeleitet. Bei den *unipolaren Elektroden* wird eine sogenannte Suchelektrode gegen eine Sammel- oder Nullpunkt-Elektrode geschaltet.

Tabelle 1. Ableitungen des EKG

Bipolare Ableitungen
Ableitung von zwei Punkten der Körperoberfläche
1. Extremitätenableitungen nach Einthoven
2. Brustwandableitungen nach Nehb

Unipolare Ableitungen
Eine explorierende differente Elektrode gegen eine
indifferente Nullpunktelektrode geschaltet
1. Brustwandableitungen nach Wilson
2. Extremitätenableitungen nach Goldberger

Tabelle 2. Ableitungsebenen des EKG

Frontalebene
1. Extremitätenableitungen nach Einthoven
2. Extremitätenableitungen nach Goldberger

Horizontalebene
1. Brustwandableitungen nach Wilson

Da das Herz ein dreidimensionales kugelähnliches Organ ist, verläuft die Erregung – und damit die Vektoren – in drei *Ebenen,* von
denen zwei durch das EKG erfaßt werden (s. Tabelle 2).

1. die *Frontalebene* (Vertikalebene) von oben nach unten, gleichzeitig
2. die *Horizontalebene* von rechts nach links und
3. die *Sagittalebene* von hinten nach vorne

bzw. in umgekehrter Richtung, wenn die Erregung sich wieder zu-
rückbildet.
Ableitungen, die vorwiegend die Frontalebene erfassen, sind die bipolaren Extremitätenableitungen nach Einthoven und die unipolaren Extremitätenableitungen nach Goldberger. Mit den unipolaren
Brustwandableitungen nach Wilson werden die Vektoren in der Horizontalebene registriert (Tabelle 2).

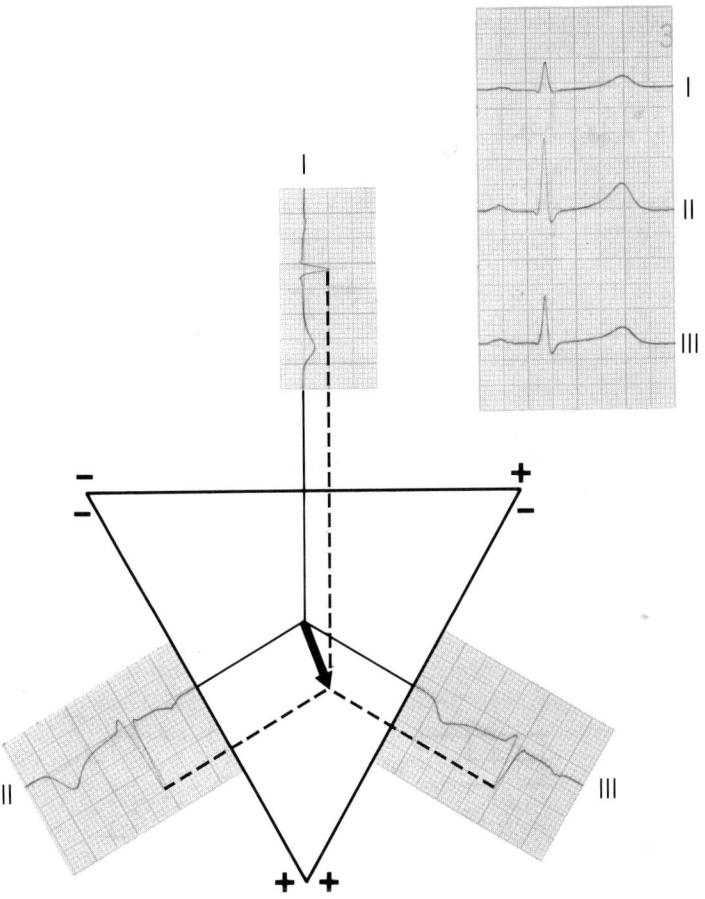

Abb. 8. Konstruktion des Hauptvektors der Erregungsausbreitung in den Herzkammern aus den Extremitäten-Ableitungen nach Einthoven

und Vektor wird. Verläuft der Vektor senkrecht zur Ableitungslinie, so stellt er sich nur noch als Punkt dar. Man kann also aus nur zwei Ableitungen nach Einthoven die Lage der Vektoren in der Projektion auf die Frontalebene bestimmen.

2.10.2 Unipolare Extremitätenableitungen nach Goldberger

Die unipolaren Extremitätenableitungen nach Goldberger erfassen ebenfalls die in der Frontalebene verlaufenden Vektoren und stellen eine Ergänzung zu den bipolaren Extremitätenableitungen nach Einthoven dar. Man verwendet die gleiche Elektrodenlage wie für die Ableitungen nach Einthoven: VR, VL und VF. Dabei bedeutet V = voltage, R = right arm, L = left arm und F = foot. Gemessen werden die Potentialdifferenzen zwischen einer explorierenden *differenten Elektrode,* das heißt „empfindliche" Elektrode der einen Extremität (R, L oder F) gegen eine indifferente, das heißt „neutrale" Nullpunktelektrode oder Sammelelektrode. Diese *indifferente Nullpunktelektrode* bestand ursprünglich aus dem Zusammenschluß aller drei Extremitätenelektroden über hochohmige Widerstände von jeweils 5000 Ohm (sog. *Wilson'sche Sammelelektrode*) und sollte so annähernd den elektrischen Nullpunkt darstellen (Abb. 9). Wegen dieser Elektrodenkonstruktion mit Messung der Potentialdifferenzen zwischen einer einzelnen differenten Elektrode gegen eine Nullpunktelektrode stammt die physikalisch nicht ganz exakte Bezeichnung „unipolare" Extremitätenableitung. Da die registrierten Ausschläge sehr gering waren, wurden von *Goldberger* die Ableitungen aVR, aVL und aVF eingeführt: Zwei Extremitätenelektroden werden über hochohmige Widerstände zu einer indifferenten Nullpunktelektrode verbunden, die dritte Extremitätenelektrode dient

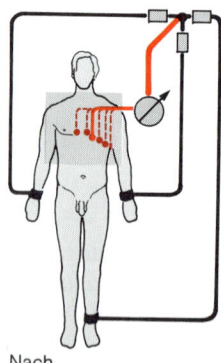

Nach
Wilson

Abb. 9. Wilson'sche Sammelelektrode

24

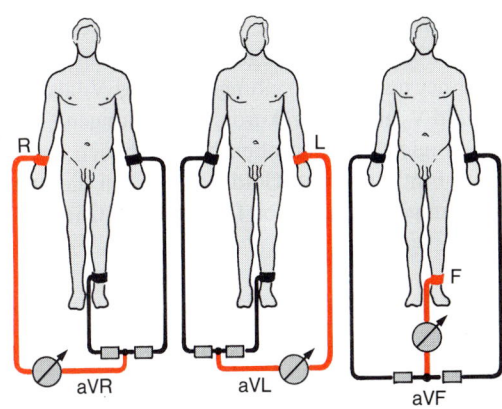

Abb. 10. Unipolare Extremitätenableitungen nach Goldberger

als differente explorierende Elektrode (Abb. 10). Auf diese Weise nehmen die Ausschläge zu (a = englisch to augment = zunehmen, vergrößern).

2.10.3 Unipolare Brustwandableitungen nach Wilson

Die unipolaren Brustwandableitungen nach Wilson haben (ähnlich wie die Ableitungen nach Goldberger) eine unipolare, differente Elektrode und eine indifferente sog. Sammel- oder Nullpunktelektrode. Die *indifferente Sammel- oder Nullpunktelektrode* entsteht aus dem Zusammenschluß aller drei Extremitätenelektroden über hochohmige Widerstände von jeweils 5000 Ohm (sog. *Wilson'sche Sammelelektrode*). Durch diese Zusammenlegung der Extremitätenkabel über hohe elektrische Widerstände soll annähernd der elektrische Nullpunkt erreicht werden. Die *differente* bzw. empfindliche *Elektrode* ist die explorierende Elektrode, die an verschiedenen Punkten der Brustwand angelegt wird und mit der die Potentialdifferenzen zur Nullpunktelektrode gemessen werden. Die nicht ganz exakte Bezeichnung *unipolar* stammt daher, weil die differente Elektrode gegen eine Nullpunktelektrode geschaltet ist und somit „unipolar" gemessen wird.

Die differente Elektrode wird an genau festgelegten *Ableitungspunkten* der Thoraxwand angebracht (Tabelle 5 und Abb. 11). Dabei bezeichnet man die Ableitungen V_1 und V_2 als rechtspräkordiale und V_5 und V_6 als linkspräkordiale Ableitungen.

Im Vergleich zu den oben beschriebenen Extremitätenableitungen nach Einthoven und Goldberger geben die unipolaren Brustwandableitungen nach Wilson folgende zusätzliche Informationen:

Tabelle 5. Unipolare Brustwandableitungen nach Wilson

Ableitungs-bezeichnung	Ableitungspunkte für die differente Elektrode
V_1	4. ICR[a] rechter Sternalrand
V_2	4. ICR[a] linker Sternalrand
V_3	Zwischen V_2 und V_4
V_4	5. ICR[a] in der Medioclavicularlinie
V_5	Höhe von V_4 in der vorderen Axillarlinie
V_6	Höhe von V_4 in der mittleren Axillarlinie

[a] ICR = Intercostalraum

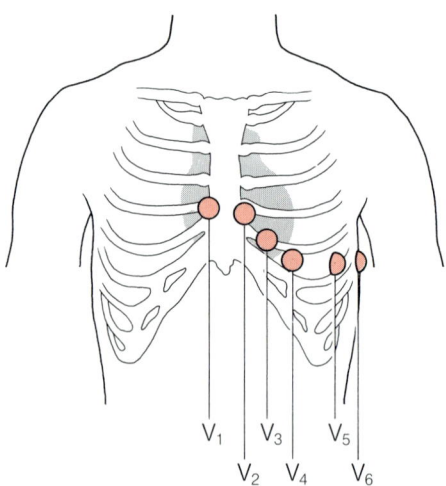

Abb. 11. Unipolare Brustwand-Ableitungen nach Wilson

1. Es wird die Horizontalebene erfaßt (bei den Extremitätenableitungen die Frontalebene).
2. Infolge der unmittelbaren Nähe zum Herzen werden die „Nahpotentiale" erfaßt; dadurch werden die Ausschläge größer, und es können so zusätzliche Informationen gewonnen werden, die bei den herzfernen Ableitungen zum Teil vorlorengehen.

Tabelle 6. Bipolare Brustwand-Ableitungen nach Nehb

Ableitungspunkte

1. Sternalansatz 2. Rippe rechts

= rote Extremitätenelektrode
= rechte Armelektrode nach Einthoven

2. Herzspitze

= grüne Extremitätenelektrode
= Beinelektrode nach Einthoven

3. hintere Axillarlinie links in Höhe der Herzspitze

= gelbe Extremitätenelektrode
= linke Armelektrode nach Einthoven

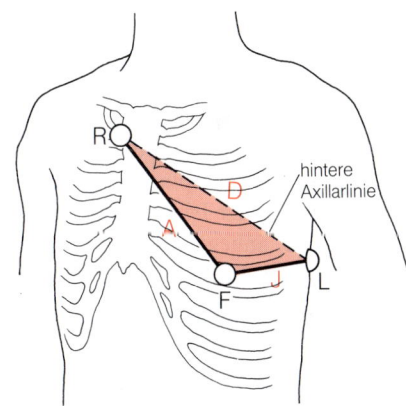

Abb. 12. Bipolare Brustwandableitungen nach Nebh

27

2.10.4 Bipolare Brustwandableitungen nach Nehb

1938 führte Nehb die nach ihm bezeichneten bipolaren Brustwandableitungen in die Elektrokardiographie ein. Dabei werden lediglich
die drei Extremitätenkabel der Einthovenschen Ableitungen (rot,
gelb, grün) an der Brustwand angebracht und somit in die Herznähe
versetzt (Tabelle 6 und Abb. 12).

1. die rote Extremitätenelektrode (rechter Arm) am Sternalansatz der
   2. Rippe re.,
2. die grüne Extremitätenelektrode (linkes Bein) über der Herzspitze,
3. die gelbe Extremitätenelektrode (linker Arm) in der hinteren Axillarlinie links in Höhe der Herzspitze.

Da die drei Ableitungspunkte wie die Einthovenschen Ableitungen
ein Dreieck bilden, werden die Nehb'schen Ableitungen auch als
Nehb'sches Dreieck oder *kleines Herzdreieck* bezeichnet. Damit werden Potentialdifferenzen des Herzens in einer mehr schrägen Ebene
erfaßt.

2.11 His-Bündel-Elektrogramm (HBE)

Das His-Bündel-Elektrogramm ist die intrakardiale Ableitung von
elektrischen Potentialen des His-Bündel. Technisch wird dabei so
vorgegangen, daß ein spezieller Elektrodenkatheter mit 2 bis 6 Ring-
elektroden nach der Seldinger-Methode über die rechte Vena femoralis mit der Spitze bis in den rechten Ventrikel vorgeschoben wird.
Der Katheter wird so plaziert, daß die Elektroden kurz unterhalb des
septalen Segels der Trikuspidalklappe dem Ventrikelseptum im rechten Ventrikel anliegen. Registriert werden die elektrodennahen Potentiale des rechten Vorhofes (A), die innerhalb der P-Dauer des
Oberflächen-Elektrokardiogramms liegen. Danach folgt ein einzel-
ner „Spike", der dem eigentlichen His-Bündel-Elektrogramm (H)
entspricht, gefolgt von einer Gruppe von Potentialen, die durch die
elektrodennahen Potentiale des Septummyokards des rechten Ventrikels (V) gebildet werden und innerhalb der QRS-Gruppe des

Oberflächen-Elektrokardiogramms liegen. Die zeitlichen Beziehungen zwischen His-Bündel-Elektrogramm (HBE) und Oberflächen-Elektrokardiogramm (EKG) geben Aufschlüsse über die Differenzierung von Herzrhythmusstörungen und über die pharmakologische Wirkung von Medikamenten auf das Reizleitungssystem. So wird das AH-Intervall z. B. durch Isoproterenol, Diphenylhydantoin und Atropin verkürzt, durch Verapamil, Digitalis und Propranolol hingegen verlängert. Eine Verlängerung der AH-Zeit beweist eine Verzögerung im AV-Knoten, eine Verlängerung der HV-Zeit zeigt eine Leitungsverzögerung unterhalb des His-Bündels an.

2.12 Gefäßversorgung des Herzens

Die arterielle Gefäßversorgung des Herzens ist für die Pathophysiologie von zahlreichen EKG-Veränderungen von großer Bedeutung, man denke zum Beispiel an den Herzinfarkt oder die Entstehung von Herzrhythmusstörungen. Darum werden die wichtigsten Grundlagen der myokardialen Gefäßversorgung in einem eigenen Kapitel abgehandelt.

Beim Menschen entspringen direkt hinter der Aortenklappe aus dem Sinus aortae (Sinus valsalvae) zwei Koronararterien: die rechte und die linke Koronararterie. Die *rechte Koronararterie* (RCA) verläuft im rechten Sulcus atrioventricularis (Sulcus coronarius) zwischen rechtem Vorhof und rechter Herzkammer zur Hinterwand und hier als Ramus descendens posterior (Ramus interventricularis posterior) im Sulcus interventricularis posterior zur Herzspitze. Die rechte Koronararterie versorgt den rechten Vorhof, die Vorderwand des rechten Ventrikels, die Herzhinterwand zu 2/3, das hintere Drittel des Kammerseptums und meist den Sinusknoten, AV-Knoten, His-Bündel und posterioren Faszikel des linken Tawara-Schenkels (Tabelle 7 und Abb. 13).

Die *linke Koronararterie* (LCA) hat einen Stamm von nur 1 bis 2 cm und teilt sich in zwei Äste, den Ramus descendens anterior (Ramus interventricularis anterior) und den Ramus circumflexus. Der *Ramus interventricularis anterior* (RIVA) verläuft an der Vorderseite des Herzens im Sulcus interventricularis anterior zur Herzspitze und ver-

Tabelle 7. Gefäßversorgung des Herzens

Gefäßstamm	Myokardversorgung	Versorgung des Erregungsbildungs- und Erregungsleitungsgewebes
Rechte Koronararterie	Rechter Vorhof Rechte Herzkammer Hinterwand zu ⅔ Hinteres Drittel des Kammerseptums	Sinusknoten AV-Knoten His-Bündel Posteriorer Faszikel des linken Tawara-Schenkels
Ramus interventricularis anterior der linken Koronararterie	Vorderwand der linken Herzkammer Vordere ⅔ des Kammerseptums	Rechter Tawara-Schenkel Anteriorer Faszikel des linken Tawara-Schenkels
Ramus circumflexus der linken Koronararterie	Linker Vorhof Obere Anteile der Vorder- und Seitenwand der linken Herzkammer	

sorgt die Vorderwand der linken Herzkammer, zum Teil auch die angrenzenden Teile der rechten Herzkammer und die vorderen ⅔ des Kammerseptums. Außerdem gehen Äste zum rechten Tawara-Schenkel und zum anterioren Faszikel des linken Tawara-Schenkels (s. Tabelle 7 und Abb. 13).

Der meist kleinere *Ramus circumflexus* der linken Koronararterie (RCS) zieht im linken Sulcus atrioventricularis (Sulcus coronarius) zwischen linkem Vorhof und linker Herzkammer zur linken Seitenwand des Herzens und gibt Äste zum linken Vorhof und zu den oberen Anteilen der Vorder- und Seitenwand der linken Herzkammer ab.

Von dieser beschriebenen Gefäßanatomie des Herzens gibt es verschiedene *Variationsmöglichkeiten* (Tabelle 8).

In nahezu der Hälfte der Fälle (48%) liegt ein sogenannter *Rechtsversorgungstyp* in der oben beschriebenen Form vor. Das heißt, daß die rechte Herzkranzarterie das dominierende Gefäß ist, aus dem der

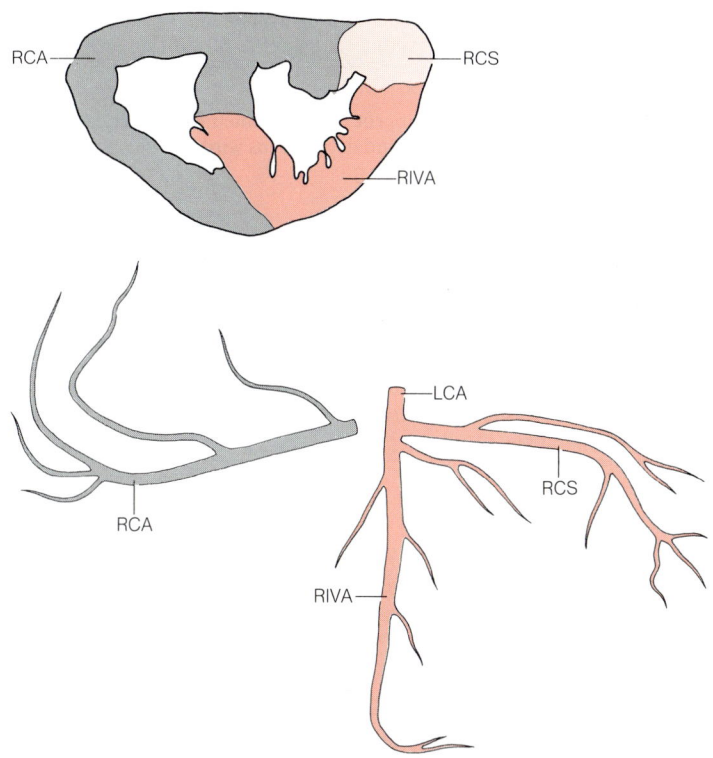

Abb. 13. Gefäßversorgung des Myokards. Querschnitt durch das Herz *(oben)* und Darstellung der Hauptgefäße *(unten)*: *RCA* = rechte Koronararterie; *LCA* = linke Koronararterie; *RIVA* = Ramus interventricularis anterior; *RCS* = Ramus circumflexus sinister

Ramus descendens (interventricularis) posterior hervorgeht und so die Hinterwand zum größeren Teil von der rechten Koronararterie durchblutet wird. Beim selteneren *Linksversorgungstyp* (18% der Fälle) dominiert die linke Herzkranzarterie und hier insbesondere der Ramus circumflexus, der an der Hinterwand den Ramus descendens posterior (Ramus interventricularis posterior) bildet und den größten Teil des Myokards der Hinterwand arteriell versorgt. Zwischen Rechts- und Linksversorgungstyp gibt es einen *Indifferenztyp* (34%

Tabelle 8. Verschiedene Typen der Koronarversorgung beim Menschen (225 Herzen; n. J. Schlesinger, 1940)

---

1. Rechtsversorgungstyp (48%)

Der Ramus descendens posterior geht aus der rechten Koronararterie hervor; der größere Teil der Hinterwand des Herzens wird von der rechten Koronararterie versorgt.

2. Linksversorgungstyp (18%)

Der Ramus descendens posterior geht aus der linken Koronararterie hervor; der größere Teil der Hinterwand des Herzens wird von der linken Koronararterie versorgt.

3. Indifferenztyp (34%)

Die Rami descendentes posteriores gehen aus beiden Koronararterien hervor; die Hinterwand des Herzens wird zu gleichen Teilen von der rechten und linken Koronararterie versorgt.

---

der Fälle). Beim Indifferenztyp geht je ein Ramus descendens posterior aus der rechten bzw. dem Ramus circumflexus der linken Koronararterie hervor. Die Hinterwand des Herzens wird zu gleichen Teilen von der rechten und linken Koronararterie versorgt.

Von großer Bedeutung ist die arterielle Gefäßversorgung des Erregungsbildungs- und Erregungsleitungsgewebes des Herzens (Tabelle 9 und Abb. 14), weil im Falle einer Drosselung oder Unterbrechung des arteriellen Zuflusses schwere Erregungsbildungs- und Erregungsleitungsstörungen auftreten können. Eine *Sinusknotenarterie,* die bei ca. 70% der Menschen aus dem proximalen Teil der rechten Koronararterie und bei ca. 30% aus dem Ramus circumflexus der linken Koronararterie hervorgeht, versorgt den Sinusknoten. *AV-Knoten, His-Bündel* und *posteriorer Faszikel des linken Tawara-Schenkels* erhalten ihren arteriellen Zufluß vom Ramus descendens posterior. Der Ramus descendens posterior geht je nach Dominanz des Versorgungstyps bei den meisten Menschen aus der rechten Koronararterie hervor, in nur 18% aus dem Ramus circumflexus der linken Koronararterie (s. oben). An der Vorderwand des Herzens verläuft der Ramus descendens anterior der linken Koronararterie, der feine Äste zum *rechten Tawara-Schenkel* und zum *anterioren Faszikel des linken Tawara-Schenkels* abgibt.

32

Tabelle 9. Arterielle Gefäßversorgung des Erregungsbildungs- und Erregungsleitungsgewebes

Erregungsgewebe	Zuführende Arterie	Stammarterie
Sinusknoten	Sinusknoten-arterie	Re. Koronararterie proximal (70%) oder R. circumflexus der li. Koronararterie (30%)
AV-Knoten + His-Bündel + Posteriorer Faszikel des li. Tawara-Schenkels	R. interventricularis posterior = R. descendens posterior	Re. Koronararterie distal oder R. circumflexus der li. Koronararterie
Re. Tawara-Schenkel + Anteriorer Faszikel des li. Tawara-Schenkels	R. interventricularis anterior = R. descendens anterior	Li. Koronararterie

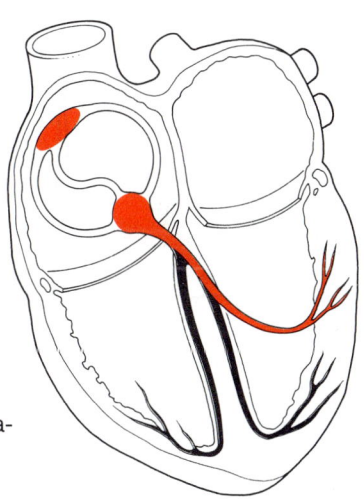

Rechte Koronararterie (rot):

Sinusknoten (in 70%)
AV-Knoten
His-Bündel
Posteriorer Faszikel des
li. Tawara-Schenkels

Linke Koronararterie (schwarz):

Rechter Tawara-Schenkel
Anteriorer Faszikel des li. Tawara-
Schenkels

Abb. 14. Arterielle Gefäßversorgung des Erregungsbildungs- und Erregungsleitungsgewebes

3. Das normale Elektrokardiogramm

Um Elektrokardiogramme besser vergleichen zu können, müssen verschiedene Bedingungen – wie Schreibgeschwindigkeit oder Eichung der elektrischen Spannungsdifferenz – konstant eingehalten werden. In der Regel wird eine *Schreibgeschwindigkeit* von 50 mm/s verwendet, zur Identifikation von Rhythmusstörungen auch 25 mm/s. Die *Eichung der elektrischen Spannungsdifferenz* ist so festgelegt, daß 1 mV = 10 mm entspricht. Die normalen Zeitintervalle und normalen Spannungsdifferenzen (Höhe der Ausschläge) sind in Abb. 15 verzeichnet. Die Ausschläge des EKG werden nach Einthoven mit den Buchstaben P, Q, R, S, T und U bezeichnet.

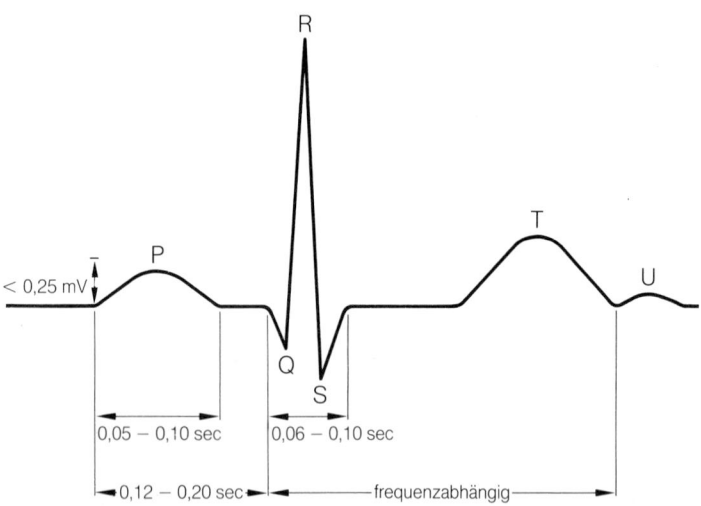

Abb. 15. Das normale EKG

3.1 Vorhof-EKG

Die Erregungsausbreitung der beiden Vorhöfe (Elektroatriogramm
= EAG) wird im EKG als P-Welle registriert. Die Erregungsrückbildung der Vorhöfe fällt zeitsynchron in die Erregungsausbreitung der
Kammern (QRS) und wird von dieser überdeckt. Darüber hinaus ist
die Spannungsentwicklung während der Erregungsrückbildung der
Vorhöfe so gering, daß auch bei einer PQ-Verlängerung oder bei
einem totalen AV-Block meist keine Schwankungen zu erkennen
sind.

Die *P-Welle* ist in den Extremitätenableitungen I, II und III sowie in
aVL und aVF positiv, in aVR negativ, in III kann sie ebenfalls negativ sein. In den linkspräkordialen Brustwandableitungen V_5 und V_6
ist P immer positiv, in den rechtspräkordialen Brustwandableitungen
V_1 und V_2 häufig + − biphasisch. Oft ist P auch doppelgipflig positiv.
Dies ist dadurch bedingt, daß der rechte Vorhof 0,02–0,04 s früher
erregt wird als der linke Vorhof und sich die gemeinsame Erregung
der beiden Vorhöfe gelegentlich deutlicher voneinander absetzt.
(s. Abb. 23)

Die Dauer der normalen P-Welle darf 0,1 s nicht überschreiten und
die Höhe darf nicht mehr als 0,25 mV betragen. Die Überleitungszeit
vom Vorhof auf die Kammern = atrioventrikuläre Überleitungszeit = AV-Intervall = PQ-Strecke bzw. PR-Strecke (wenn keine Q-
Zacke vorhanden) darf nicht kürzer als 0,12 s und nicht länger als
0,20 s sein, gemessen vom Beginn des P bis Beginn von Q oder R.

3.2 Kammer-EKG (Abb. 16–18)

Das Kammer-EKG umfaßt die QRS-Gruppe, die ST-Strecke und
die T-Welle. Die *QRS-Gruppe* ist Ausdruck der elektrischen Erregungsausbreitung in beiden Herzkammern. Jede positive Zacke in
dieser Phase der Erregungsausbreitung ist R, die erste negative Zak-
ke vor R ist ein Q und die erste negative Zacke nach R ist ein S. Sind
ein oder zwei weitere R-Zacken vorhanden, so werden diese mit
R' bzw. R'' bezeichnet. Die Dauer von QRS wird von Q-Beginn bis
S-Ende gemessen und sollte nicht mehr als 0,10 s betragen, bei kräfti-

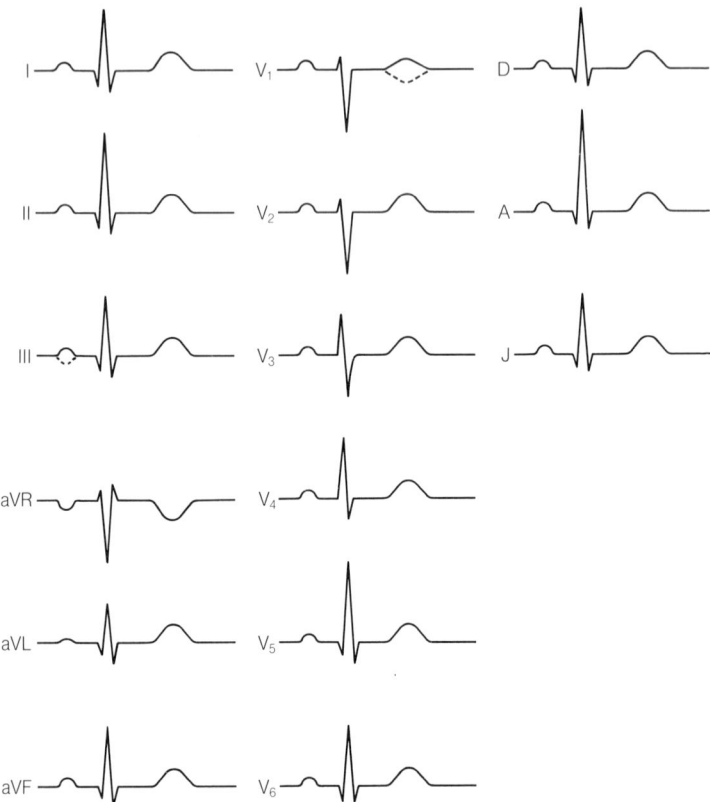

Abb. 16. Normales Elektrokardiogramm (schematische Darstellung)

gen Männern bis max. 0,12 s. Die Amplitudenhöhe von R sollte 0,6 mV nicht unterschreiten. Ist die R-Amplitude kleiner als 0,6 mV, dann spricht man von einem *„Niederspannungs-EKG"* oder „niedergespanntes EKG" oder „Niedervoltage".

Im Anschluß an die S-Zacke schließt sich die *ST-Strecke* an, die normalerweise in der sogenannten isoelektrischen Linie verläuft. Bezugspunkt für die isoelektrische Linie ist das Ende der PQ-Strecke (0-Punkt). Häufig steigt die ST-Strecke aus der isoelektrischen Linie schräg nach oben an und geht ohne sichere Abgrenzung in die T-

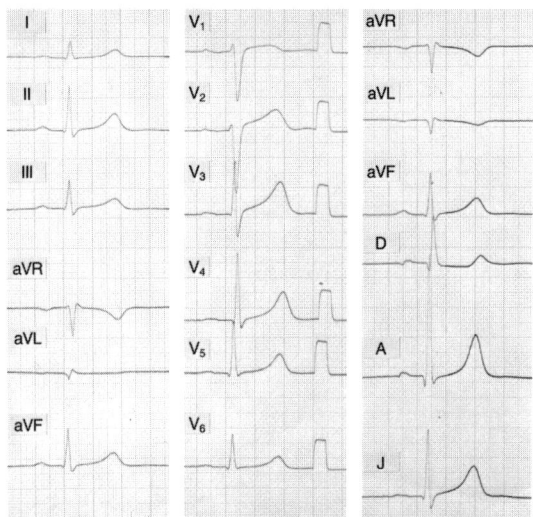

Abb. 17. Originalregistrierung eines *normalen Elektrokardiogramms* eines 51 Jahre alten gesunden Mannes

Welle über. Anhebungen der ST-Strecken bis 0,25 mV rechtspräkordial (V_1, V_2) können auch beim Gesunden vorkommen und sind darum nicht sicher als pathologisch zu bewerten.

Die *T-Welle* ist Ausdruck der Repolarisation bzw. Erregungsrückbildung des Herzmuskels. Sie ist meist positiv und hat in der Regel die gleiche Ausschlagsrichtung wie R. Beim Linkstyp kann daher T in III und aVF, beim Steiltyp in aVL negativ sein. In aVR ist T stets negativ, in V_1 sehr häufig negativ. Die *QT-Dauer* gibt die Gesamtdauer der elektrischen Erregung der Herzkammern an. Diese wird gemessen vom Beginn von Q bis zum Ende von T. Sie ist frequenzabhängig (Tabelle 10).

Die Bedeutung der *U-Welle* ist bis heute nicht geklärt. Diskutiert wird ein Nachpotential der Erregung durch den Rücktransport von Kaliumionen in die Herzmuskelzelle während der Diastole.

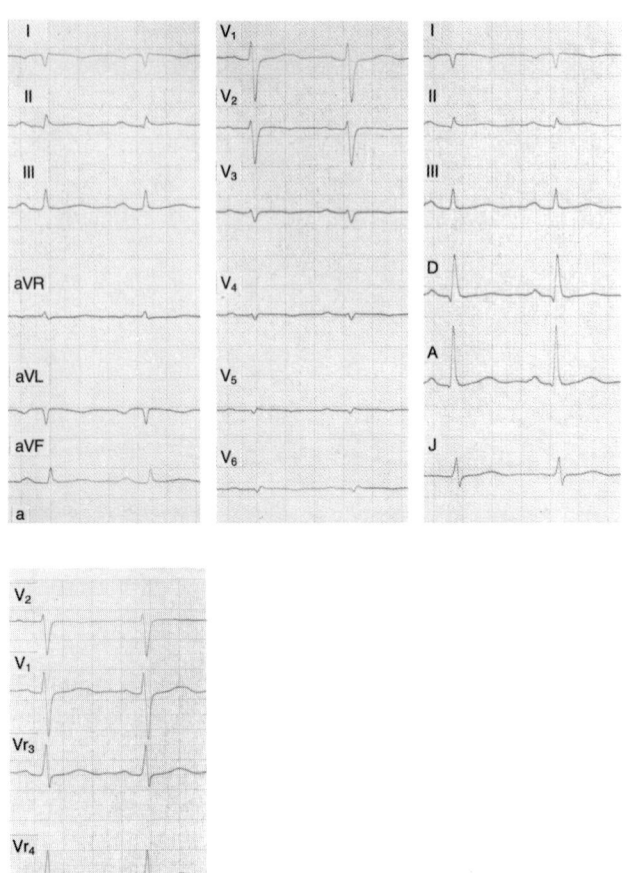

Abb. 18. a Dextrokardie bei einem 43 Jahre alten sonst gesunden Mann. **b** Nach Anlegen der unipolaren Brustwandelektroden auf die entsprechenden Ableitungspunkte des rechten Thorax wird ein normales Brustwand-EKG registriert

Tabelle 10. Normale QT-Dauer in Abhängigkeit von der Herzfrequenz. Einer bestimmten Herzfrequenz und Periodendauer (Abstand der R-Zacken) ist die normale *QT-Dauer* zugeordnet. Der *normale Bereich* kann bis ± 0,04 s von der angegebenen Zahl abweichen

Herz-frequenz (/min)	Perioden-dauer (s)	QT-Dauer (s)	Herz-frequenz (/min)	Perioden-dauer (s)	QT-Dauer (s)
40	1,50	0,48	98	0,61	0,30
42	1,43	0,47	100	0,60	0,30
44	1,36	0,45	102	0,59	0,30
46	1,30	0,44	104	0,58	0,30
48	1,25	0,43	106	0,57	0,29
50	1,20	0,43	108	0,56	0,29
52	1,15	0,42	110	0,55	0,29
54	1,11	0,41	112	0,54	0,29
56	1,07	0,40	114	0,53	0,28
58	1,03	0,40	116	0,52	0,28
60	1,00	0,39	118	0,51	0,28
62	0,97	0,38	120	0,50	0,27
64	0,94	0,38	122	0,49	0,27
66	0,91	0,37	124	0,48	0,27
68	0,88	0,36	126	0,48	0,27
70	0,86	0,36	128	0,47	0,27
72	0,83	0,35	130	0,46	0,26
74	0,81	0,35	132	0,45	0,26
76	0,78	0,34	134	0,45	0,25
78	0,76	0,34	136	0,44	0,25
80	0,75	0,34	138	0,43	0,25
82	0,73	0,33	140	0,43	0,25
84	0,71	0,33	142	0,42	0,25
86	0,70	0,32	144	0,42	0,25
88	0,68	0,32	146	0,41	0,25
90	0,667	0,32	148	0,41	0,25
92	0,65	0,31	150	0,40	0,24
94	0,64	0,31	152	0,39	0,24
96	0,62	0,30	154	0,39	0,24

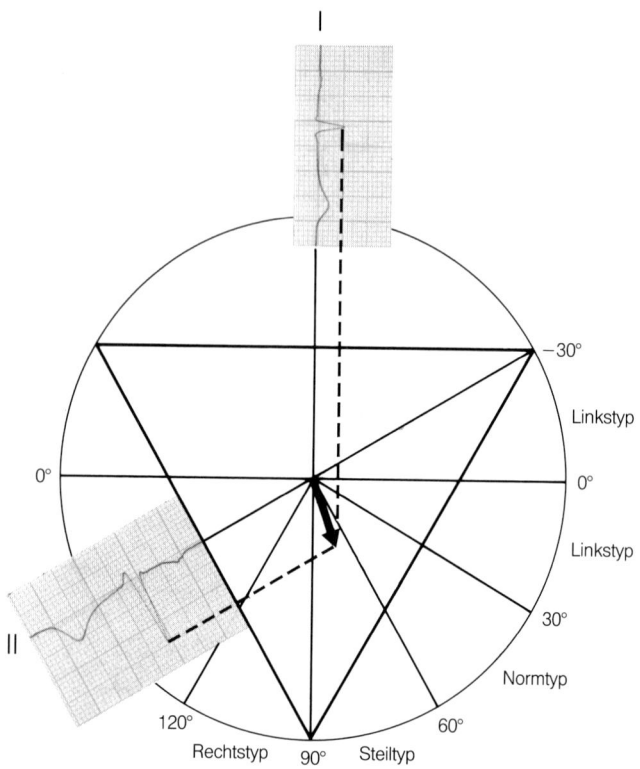

Abb. 19. Bestimmung des Lagetyps bzw. der elektrischen Herzachse aus den bipolaren Extremitätenableitungen nach Einthoven

3.3 Lagetypen

Der Lagetyp des Elektrokardiogramms kann aus den bipolaren Extremitätenableitungen nach Einthoven oder den unipolaren Extremitätenableitungen nach Goldberger konstruiert und bestimmt werden. In der Regel reichen für die Konstruktion 2 Ableitungen nach Einthoven aus (s. Abb. 8): Man zieht eine zur Ableitung I parallele Gerade durch den 0-Punkt des Einthovenschen Dreiecks, der in etwa dem elektrischen 0-Punkt des Herzens entspricht. Sodann wer-

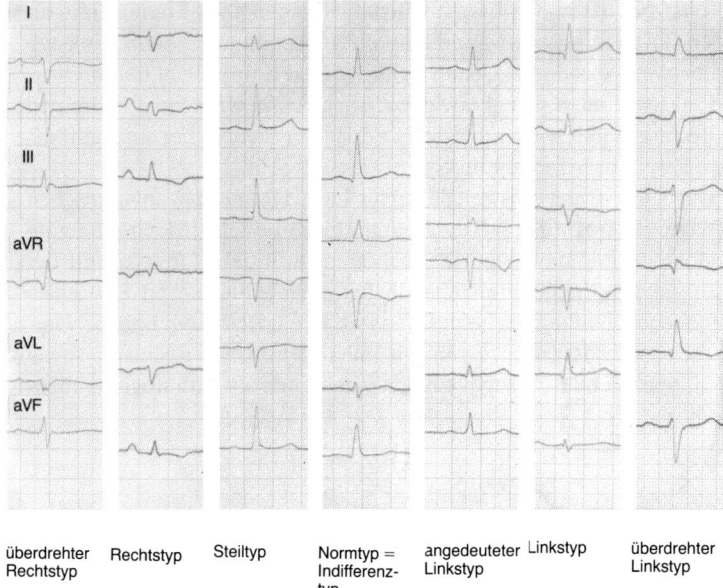

I						
II						
III						
aVR						
aVL						
aVF						

| überdrehter Rechtstyp | Rechtstyp | Steiltyp | Normtyp = Indifferenz- typ | angedeuteter Linkstyp | Linkstyp | überdrehter Linkstyp |

Abb. 20. Verschiedene Lagetypen des Elektrokardiogramms bei Registrierung der bipolaren Extremitätenableitungen nach Einthoven und der unipolaren Extremitätenableitungen nach Goldberger

den die Hauptvektoren von 2 Ableitungen (Spitzen von R) gewählt und die Konstruktion des Hauptvektors der Erregungsausbreitung wie vorher beschrieben durchgeführt (s. unter 2.10.1 bipolare Extremitätenableitungen nach Einthoven). Der Lagetyp des EKGs wird durch den Winkel α bestimmt, den der Hauptvektor von QRS (= elektrische Achse) mit der Horizontalen bildet, die der Ableitung I parallel und durch den 0-Punkt läuft (Abb. 19). Beim Normtyp oder Mittellagetyp liegt dieser Winkel zwischen $+30°$ bis $+60°$, beim Rechtstyp beträgt er $+90°$ bis $120°$ und beim Linkstyp $+30°$ bis $-30°$. Für die praktische EKG-Auswertung ist das Verfahren der Vektorkonstruktion zu aufwendig. Darum werden die verschiedenen Lagetypen aus der Höhe und der Ausschlagsrichtung von QRS in den Extremitätenableitungen nach Einthoven mit ausreichender Sicherheit abgeschätzt (Abb. 20). Der Normtyp oder Indifferenztyp hat in den Extremitätenableitungen nach Einthoven in allen 3 Ableitungen etwa gleich hohe R-Amplituden, beim Linkstyp überwiegt das S in III, beim Rechtstyp das S in I. Beim überdrehten Linkstyp finden sich überwiegende S in II und III, beim überdrehten Rechtstyp überwiegende S in I und II. Der Steiltyp hat ein kleines R in I, der angedeutete Linkstyp ein kleines R in III.

Der EKG-Lagetyp ist nicht immer identisch mit der anatomischen Lage des Herzens im Thoraxraum, meist besteht jedoch eine gute Übereinstimmung. Beim Erwachsenen sind der Normtyp und der Linkstyp normal, beim Jugendlichen oder asthenischen Erwachsenen auch der Steiltyp, beim Kleinkind ist ein Rechtstyp normal. Darüber hinaus ist ein Steil-, Rechts- oder überdrehter Rechtstyp sowie ein überdrehter Linkstyp beim Erwachsenen als pathologisch anzusehen.

4. Veränderungen der Vorhoferregung

Die P-Welle ist Ausdruck der Erregungsausbreitung der beiden Vorhöfe. Durch Leitungsstörungen in den Vorhöfen können im Elektrokardiogramm uncharakteristische Vorhofleitungsstörungen oder auch typische Veränderungen wie beim P-dextrokardiale bzw. P-sinistrokardiale auftreten. Für die Erkennung von Herzrhythmusstörungen sind die P-Wellen in Bezug zu den QRS-Gruppen der Herzkammern häufig von ausschlaggebender Bedeutung. Die P-Wellen können vollständig fehlen wie beim Sinusknotenstillstand oder beim sinuatrialen Block; oder sie treten in erhöhter Anzahl auf, wie bei der Vorhoftachykardie, beim Vorhofflattern oder beim Vorhofflimmern.

4.1 P-dextrokardiale

Synonyma: P-dextroartriale, P-pulmonale

Definition
Ein P-dextrokardiale liegt vor, wenn P in Ableitung II, häufig auch in Ableitung III, höher als 0,25 mV ist, aber nicht verbreitert ist (Abb. 21 und 22).

Abb. 21

P-dextrokardiale
P II (III) > 0,25 mV

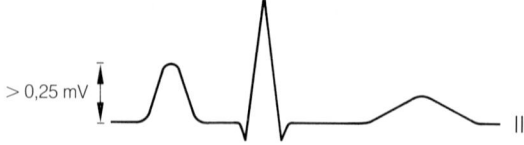

> 0,25 mV

II

Abb. 22. P-dextrokardiale

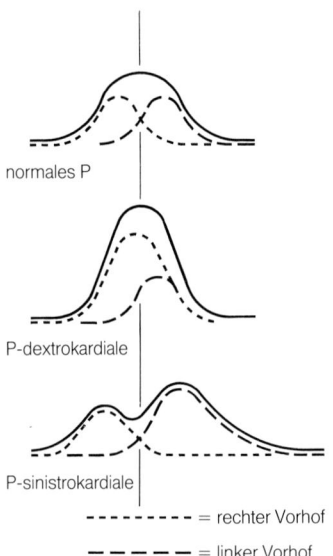

normales P

P-dextrokardiale

P-sinistrokardiale

- - - - - - - - - = rechter Vorhof
- - - - - - = linker Vorhof

Abb. 23. Veränderungen des Vorhof-EKG

Pathogenese

Die im Elektrokardiogramm sichtbare Vorhofwelle setzt sich aus der Erregung beider Vorhöfe zusammen (Abb. 23). Dabei erfolgt die Erregung des rechten Vorhofs normalerweise etwas früher (0,02 bis 0,04 s). als die des linken Vorhofs, was aber im EKG nicht erkennbar ist. Bei einer *Hypertrophie* des rechten Vorhofs wird der Hauptvektor, der vom rechten Vorhof ausgeht, größer und außerdem stärker nach rechts gerichtet. Die durch die *Dilatation* des rechten Vorhofs bedingte Verzögerung der Erregungsausbreitung führt zugleich zu einer Verlängerung der rechtsartrialen Erregungsausbreitungsphase,

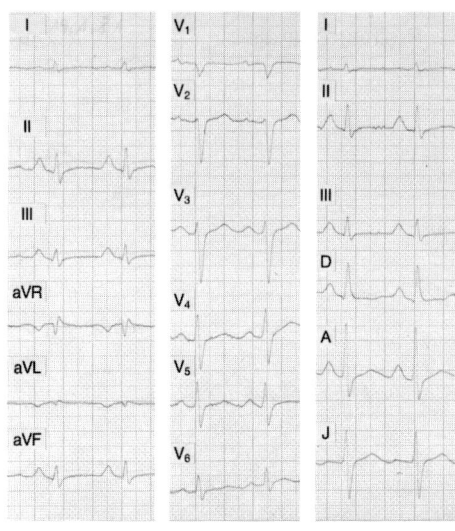

Abb. 24. L. B., 69-jährige Patientin mit Lungenemphysem. Steiltyp, *P-dextro-kardiale*

so daß beide Vorhöfe etwa gleichzeitig ihr Erregungsmaximum erreichen, und dennoch der Ende der rechtsartrialen Erregung das Ende der linksartrialen Erregung nicht überschreitet. Dadurch addieren sich die Hauptvektoren von rechtem und linkem Vorhof zu einem besonders hohen P, ohne daß P verbreitert ist.

Elektrokardiogramm (Abb. 24)
P ist in Ableitung II, meist auch in III und aVF auf über 0,25 mV erhöht. In Ableitung I ist P abgeflacht. In den rechtspräkordialen Brustwandableitungen (V_1, V_2) findet sich häufig ein diphasisches P mit einem hochpositiven ersten Anteil. Die Veränderungen in den Brustwandableitungen sind aber nicht charakteristisch und reichen für die Diagnosestellung nicht aus.

4.2 P-sinistrokardiale

Synonyma: P-sinistroartriale, P-mitrale

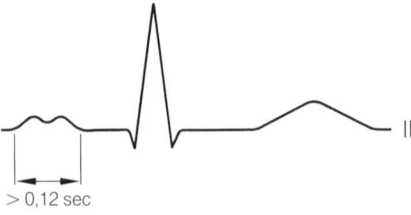

P-sinistrokardiale

P II u. I > 0,12 sec

Abb. 25

> 0,12 sec

Abb. 26. *P-sinistrokardiale*

Definition
Ein P-sinistrokardiale liegt vor, wenn P in Ableitung II und I breiter als 0,12 s ist, aber nicht erhöht ist (Abb. 25 und 26).

Pathogenese
Die normale P-Welle der Vorhoferregung setzt sich aus der Erregung beider Vorhöfe zusammen. Dabei wird der linke Vorhof 0,02 bis 0,04 s später als der rechte Vorhof erregt. Bei einer *Hypertrophie* des linken Vorhofes aus verschiedener Ursache wird der Hauptvektor der Erregung des linken Vorhofs größer und außerdem stärker nach links gerichtet. Kommt es zusätzlich zur *Dilatation* des linken Vorhofs, dann tritt eine Verzögerung der linksartrialen Erregungsausbreitung ein. Die Folge ist eine Verbreiterung der P-Welle, da das P-Ende allein von der Erregung des linken Vorhofs gebildet wird. Zusätzlich wird P doppelgipflig, weil der rechtsartriale Anteil und der linksartriale Anteil der Vorhoferregung durch die Verzögerung der Erregungsausbreitung im linken Vorhof deutlicher von einander getrennt werden.

Elektrokardiogramm (Abb. 27)
P ist in Ableitung II und I auf über 0,12 s verbreitert und meist doppelgipflig. Dabei kann ein erhöhter zweiter Gipfel der verbreiterten P-Welle beobachtet werden, der aber 0,25 mV nicht übersteigt. In

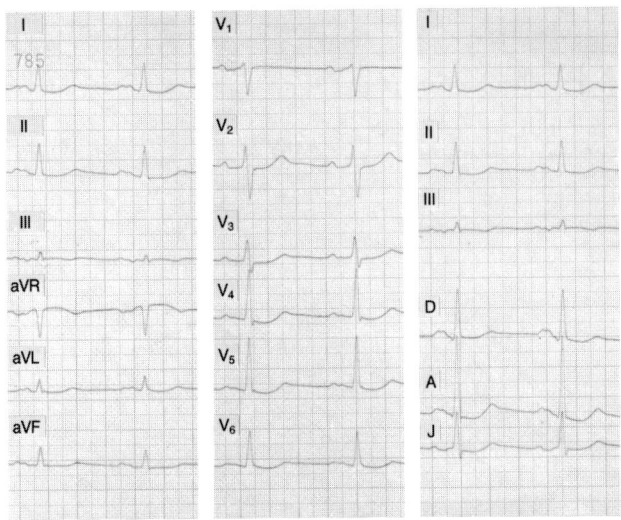

Abb. 27. S. E., 49-jährige Patientin mit kombiniertem Mitralvitium, klinischer Schweregrad III–IV und Hirnembolie. Angedeuteter Linkstyp, *P-sinistrokardiale,* geringe Zeichen für eine Störung der Erregungsrückbildung bei Digitalisbehandlung

den rechtspräkordialen Ableitungen (V_1 und in geringerem Ausmaß V_2) ist meist ein biphasisches P mit einem positiven Anfangsteil (rechter Vorhof) und einem breiten negativen Endteil (linker Vorhof) zu sehen. Der negative Endteil kommt dadurch zustande, daß die Vektorrichtung des hypertrophierten linken Vorhofs von V_1 weg nach links gerichtet ist. In den linkspräkordialen Ableitungen V_5 und V_6 ist P in der Regel doppelgipflig.

4.3 P-biatriale

Synonyma: P-kardiale, P-sinistropulmonale

Definition
Ein P-kardiale liegt vor, wenn P in Ableitung II auf über 0,25 mV erhöht ist und zugleich auf über 0,12 s verbreitert ist (Abb. 28 und 29).

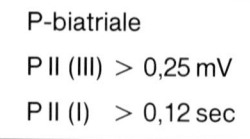

P-biatriale

P II (III) > 0,25 mV

P II (I) > 0,12 sec

Abb. 28

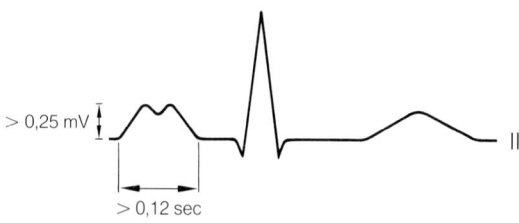

> 0,25 mV

> 0,12 sec

II

Abb. 29. *P-biatriale*

Pathogenese

Sind bei schweren und fortgeschrittenen Herzerkrankungen beide Vorhöfe von einer Hypertrophie und Dilatation betroffen, dann summieren sich die für das P-dextrokardiale und das P-sinistrokardiale beschriebenen Befunde (siehe vorher).

Elektrokardiogramm

P ist in Ableitung II, III und aVF auf über 0,25 mV erhöht, außerdem auf über 0,12 s verbreitert und doppelgipflig. In den rechtspräkordialen Ableitungen V_1 und V_2 ist P− +diphasisch, in den linkspräkordialen Ableitungen V_5 und V_6 doppelgipflig.

5. Veränderungen der Kammererregung

Die Kammererregung des Herzens besteht aus der Erregungsausbreitung, im EKG als QRS-Gruppe erkennbar, und aus der Erregungsrückbildung, im EKG als ST-/T-Strecke dargestellt. Veränderungen der Kammererregung können isoliert die QRS-Gruppe oder die ST-/T-Strecke betreffen. Häufig treten QRS- und ST-/T-Veränderungen gemeinsam auf, weil in einem Myokard, in dem die Erregungsausbreitung gestört abläuft, zwangsläufig auch die Erregungsrückbildung verändert ist.

5.1 Hypertrophie des Herzens

Eine Hypertrophie des Herzens entsteht, wenn das Herz vermehrte Druckarbeit gegen einen Widerstand in der Ausflußbahn leisten muß = *Widerstands- oder Druckhypertrophie,* um diesen Widerstand zu überwinden oder wenn die Herzkammern eine verstärkte Volumenarbeit aufbringen müssen, um ein vermehrt anfallendes Volumen weiterzubefördern = *Volumenhypertrophie.* Meist ist nur eine der beiden Herzkammern an der vermehrten Druck- oder Volumenarbeit beteiligt. Es entsteht dann im Laufe der Zeit eine isolierte *linksventrikuläre oder rechtsventrikuläre Hypertrophie.* Die Hypertrophie des Herzmuskels entsteht in Anpassung an die gesteigerte Arbeitsbelastung durch eine Zunahme sowohl der Faserzahl als auch des Faservolumens der Myokardfasern.

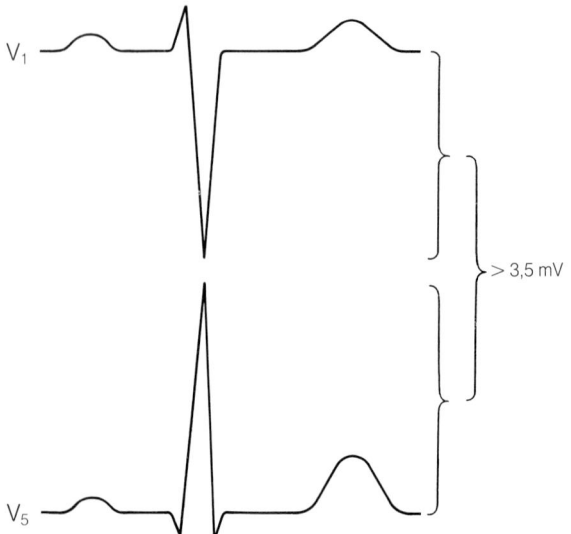

> Linksventrikuläre Hypertrophie
>
> $SV_1 + RV_5 > 3,5\,mV$

Abb. 30

$> 3,5\,mV$

Abb. 31. Linkshypertrophie des Herzens

5.1.1 Linksventrikuläre Hypertrophie

Definition

Eine linksventrikuläre Hypertrophie liegt vor, wenn S in V_1 und R in V_5 zusammen mehr als 3,5 mV ergeben (Index nach *Sokolow und Lyon*) (Abb. 30 und 31).

Pathogenese

Als Folge einer vermehrten Druck- und/oder Volumenbelastung der linken Herzkammer kommt es zu einer Zunahme der Muskelmasse des linken Ventrikels durch Vermehrung der Faserzahl und des Faservolumens der Myokardfasern. Dadurch wird sowohl die anatomische Herzachse als auch in noch stärkerem Maße die elektrische Herzachse bzw. der Hauptvektor von QRS nach links abgelenkt. Zugleich werden die Amplituden von QRS insbesondere für die Nahpotentiale der Brustwandableitungen deutlich höher. Durch die Volumenzunahme der einzelnen Myokardfaser wird die Diffusionsstrecke für den O_2-Transport größer, außerdem wird der Gefäßquerschnitt, der sich nicht wesentlich verändert, bei zunehmender Faserzahl relativ kleiner. Die Folge ist bei fortgeschrittener Hypertrophie eine Minderung der O_2-Versorgung des Myokards des linken Ventrikels mit einer Störung der Erregungrückbildung mit entsprechenden Kammerendteilveränderungen von T und ST. Darüber hinaus wird die Kapillardurchblutung des Myokard bei druckbelasteten Herzen durch den erhöhten Druck selbst verschlechtert: Die hohen systolischen Drucke, die aufgebracht werden müssen, um den erhöhten peripheren Widerstand zu überwinden, werden auf das Myokard übertragen, insbesondere auf die Innenschichten, wodurch der Bluteinstrom erschwert wird.

Elektrokardiogramm (Abb. 32)

In den Extremitätenableitungen sind die Veränderungen im Frühstadium uncharakteristisch mit hohem R in I und tiefem S in III und aVF. Erst bei fortgeschrittener Hypertrophie mit sekundärer Mangeldurchblutung des Myokards finden sich in den Extremitäten- und Brustwandableitungen Kammerendteilveränderungen mit einem diskordanten Verhalten von QRS und ST/T: In Ableitungen mit einem hohen R ist ST muldenförmig gesenkt und T präterminal negativ (Ableitung I, V_5, V_6, aVL), in Ableitungen mit tiefem S ist ST angehoben und T positiv (Ableitung III, V_1, V_2, aVF) = *pathologischer Linkstyp* früherer Nomenklatur. Entscheidend für die Diagnose der linksventrikulären Hypertrophie ist der Index nach *Sokolow und Lyon* (s. oben): Das tiefe S in V_1 und das hohe R in V_5 ergeben zusammen mehr als 3,5 mV. Ein tiefes S wie in V_1 findet sich auch in III und aVF, und ein hohes R wie in V_5 und V_6 ist auch in Nehb-D und -A sowie in I und aVL nachweisbar. Die Übergangszone vom überwiegenden S zum überwiegenden R in den Brustwandableitungen (RS-Umschlag) ist häufig nach rechts verschoben.

Wird die zunehmende Hypertrophie nicht durch medikamentöse oder operative Maßnahmen gestoppt, z. B. medikamentöse Druck-

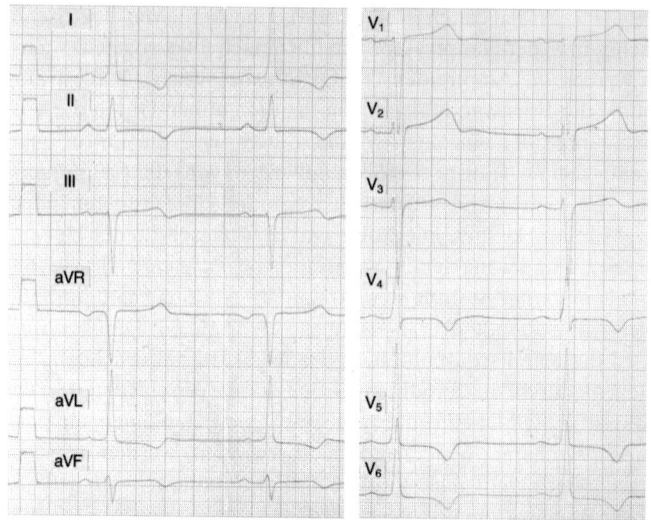

Abb. 32. G. H., 48-jährige Patientin mit schwerer arterieller Hypertonie. *Linksherzhypertrophie* und deutliche Erregungsrückbildungsstörungen (sog. pathologischer Linkstyp früherer Nomenklatur)

senkung bei arterieller Hypertonie oder operative Beseitigung einer Aortenklappenstenose, dann treten im Laufe der Zeit zu den Störungen der Erregungsrückbildung (ST-/T-Veränderungen) zusätzlich Störungen der Erregungsausbreitung mit Linksverspätung oder Linksschenkelblock (s. unter Linksschenkelblock) hinzu.

Der Index nach *Sokolow und Lyon* ist nicht absolut zuverlässig für die Diagnose einer Hypertrophie. Aber er hat sich wegen einer doch ausreichenden Spezifität und Sensitivität und der einfachen Anwendbarkeit in der Klinik und der Praxis bewährt.

5.1.2 Rechtsventrikuläre Hypertrophie

Definition

Eine rechtsventrikuläre Hypertrophie liegt vor, wenn R in V_1 und S in V_5 zusammen mehr als 1,05 mV ergeben (Index nach *Sokolow und Lyon*) (Abb. 33 und 34).

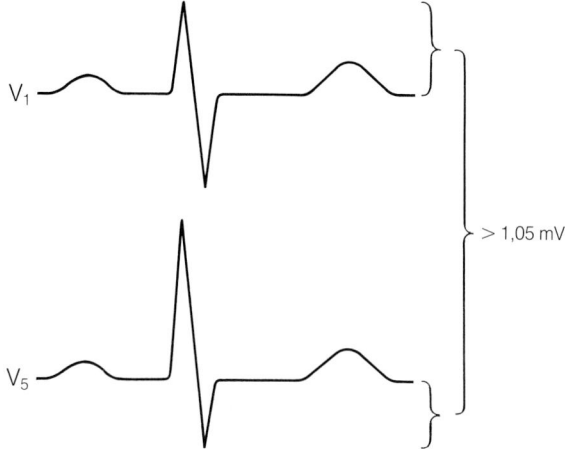

Abb. 33

Rechtsventrikuläre Hypertrophie

$RV_1 + SV_5 > 1,05\,mV$

V_1

$> 1,05\,mV$

V_5

Abb. 34. Rechtshypertrophie des Herzens

Pathogenese

Die Entstehung der EKG-Veränderungen bei zunehmender rechts-
ventrikulärer Hypertrophie gleichen denen bei linksventrikulärer
Hypertrophie nur auf den rechten Ventrikel bezogen (s. unter linksventrikuläre Hypertrophie). Die anatomische und noch stärker die
elektrische Herzachse werden durch die Zunahme der Muskelmasse
des rechten Ventrikels kontinuierlich nach rechts gerichtet. R in I
wird zunehmend kleiner, bis schließlich ein S in I entsteht, und R in
III wird zunehmend höher. Mit dem Zuwachs an Muskelmasse wird
die O_2-Versorgung kritisch, so daß Kammerendteilveränderungen
(ST/T) als Zeichen einer Störung der Erregungsrückbildung hinzu-
kommen. Durch die Massenzunahme des rechten Ventrikels mit
Rechtsdrehung des Hauptvektors von QRS läuft die Haupterre-
gungsfront vermehrt auf die Nahpotentiale der abgreifenden rechtspräkordialen Brustwandableitungen zu und von den linkspräkordia-

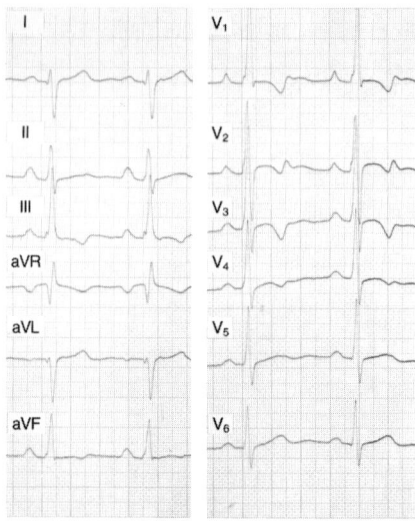

Abb. 35. R.G., 32-jähriger Patient mit angeborener Pulmonalstenose. Rechtstyp, P-dextrokardiale, *schwere Rechtsherzhypertrophie,* Erregungsrückbildungsstörungen über dem rechten Ventrikel

len Brustwandableitungen weg. Dadurch entsteht ein relativ hohes R in V_1/V_2 und ein relativ tiefes S in V_5/V_6.

Elektrokardiogramm (Abb. 35)

Mit zunehmender Rechtsherzhypertrophie erfolgt eine Wandlung des Lagetyps vom Normtyp zum Steiltyp und schließlich zum Rechtstyp mit einem tiefen S in I und aVL. In den Brustwandableitungen entwickelt sich in V_1 (V_2) ein R, das zunehmend größer wird und in V_5 (V_6) ein S, das zunehmend tiefer wird. Wenn R in V_1 und S in V_5 zusammen mehr als 1,05 mV betragen, dann sind die Kriterien für das Vorliegen einer rechtsventrikulären Hypertrophie erfüllt (Index nach *Sokolow und Lyon*). Der RS-Umschlag ist meist nach links verschoben. Erreicht die Hypertrophie des rechten Ventrikels ein kritisches Maß, so daß die O_2-Versorgung des Myokards unzureichend wird, dann treten Erregungsrückbildungsstörungen mit einer Diskordanz von QRS und ST/T auf: In Ableitungen mit hohem R (V_1, III, aVR, aVF) sind häufig ST-Streckensenkungen und in Ableitungen mit tiefem S (I, V_5/V_6, aVL) sind gelegentlich ST-Streckenanhebungen nachweisbar = *pathologischer Rechtstyp* früherer Nomenklatur. Diese Kammerendteilveränderungen sind aber trotz der rechtsventrikulären Hypertrophie wegen der dominierenden Muskelmasse des linken Ventrikels in der Regel nur gering ausgebildet. In Spätstadien kann sich bei anhaltender Druck- oder Volumenbelastung des rechten Ventrikels über eine rechtsventrikuläre Leitungsverzögerung ein Rechtsschenkelblock ausbilden (s. unter Rechtsschenkelblock).

5.2 Verbreiterung von QRS

Eine Verbreiterung von QRS im Elektrokardiogramm ist immer Ausdruck einer Störung der Depolarisation der Myokardfasern und häufig ernsterer Natur. Die Zunahme der QRS-Dauer entsteht dadurch, daß Teile des Myokards später (Schenkelblöcke) oder früher (WPW-Syndrom) als die normale Erregung depolarisiert werden. Die verspätete Depolarisation bei den Schenkelblöcken wird meist durch Blockierung eines der beiden Tawara-Schenkel hervorgerufen, die vorzeitige Depolarisation beim WPW-Syndrom durch eine Kurzschlußverbindung zwischen Vorhöfen und Kammern, die die Erregung direkt und schneller auf die Kammern überträgt als dies auf dem normalen Weg über den AV-Knoten möglich ist. Schenkelblockartige Verbreiterungen von QRS im Elektrokardiogramm entstehen aber nicht nur durch Blockierung der Tawara-Schenkel, sondern treten auch bei Verzögerungen der Erregungsleitung im peripheren Leitungssystem auf.

5.2.1 Schenkelblöcke

Schenkelblöcke des Herzens entstehen meist als Folge einer Leitungsunterbrechung oder einer Leitungsverzögerung in einem der Leitungsschenkel (Abb. 36). Ist einer der beiden Tawara-Schenkel blockiert, so ist QRS verbreitert und die endgültige Negativitätsbewegung im EKG verzögert. Gleiche EKG-Veränderungen können

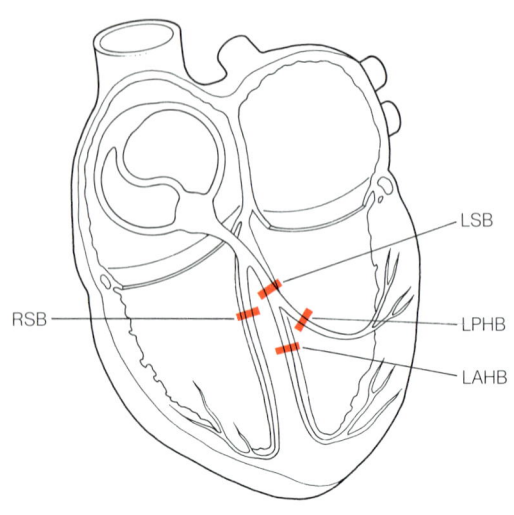

Schenkelblöcke	Abkürzung	Blockierter Reizleitungs- abschnitt
Rechtsschenkelblock	RSB	Rechter Tawaraschenkel
Linksschenkelblock	LSB	Linker Tawaraschenkel
Linksanteriorer Hemiblock	LAHB	Linksanteriorer Faszikel des linken Tawara- schenkels
Linksposteriorer Hemiblock	LPHB	Linksposterio- rer Faszikel des linken Tawara- schenkels

Abb. 36. Schenkelblöcke

aber auch, wie schon erwähnt, bei Leitungsstörungen des peripheren Leitungssystems auftreten, z.B. im Bereich der Purkinjefasern als Folge einer lokalen Ischämie bzw. eines Infarktes.

5.2.2 Rechtsschenkelblock

Definition
Das elektrokardiographische Bild eines Rechtsschenkelblocks liegt vor, wenn QRS auf über 0,12 s verbreitert ist und die endgültige Negativitätsbewegung (e. N.) in den rechtspräkordialen Ableitungen V1/V2 auf über 0,03 s verlängert ist (Abb. 37 und 38).

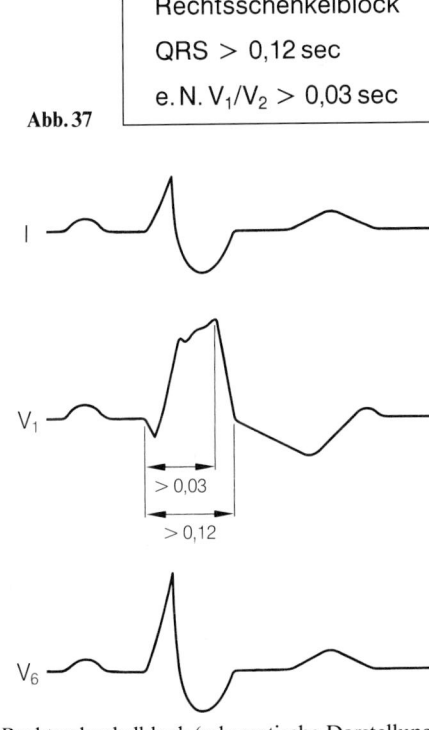

Abb. 37

Rechtsschenkelblock
QRS > 0,12 sec
e. N. V_1/V_2 > 0,03 sec

Abb. 38. Rechtsschenkelblock (schematische Darstellung)

Pathogenese

Der Rechtsschenkelblock entsteht durch eine Blockierung des rechten Tawara-Schenkels, meist durch eine degenerative Koronargefäß-erkrankung, seltener durch entzündliche Veränderungen der Gefäße oder direkt am Reizleitungsgewebe. Gelegentlich tritt der Rechtsschenkelblock angeboren auf. Da der rechte Tawara-Schenkel blockiert ist, läuft die vom Sinusknoten kommende Erregung über den AV-Knoten, das His-Bündel und den linken Tawara-Schenkel. Die unter normalen Bedingungen vom rechten Tawara-Schenkel erregten Anteile vorwiegend des Myokards des rechten Ventrikels werden also über die Leitungsbahnen des linken Tawara-Schenkels und dadurch verzögert erregt. Die verzögerte Erregung des rechten Ventrikels zeigt sich elektrokardiographisch in der Verbreiterung von QRS und dem verspäteten Abfall der endgültigen Negativitätsbewegung über dem rechten Herzen (V1/V2).

Elektrokardiogramm

Die Verbreiterung von QRS auf über 0,12 s und die Verzögerung der endgültigen Negativitätsbewegung in den rechtspräkordialen Ableitungen auf über 0,03 s sind für die Diagnose eines Rechtsschenkelblocks unerläßlich. Darüber hinaus können im Elektrokardiogramm zusätzliche Veränderungen auftreten, die aber nicht die gleiche Konstanz aufweisen: ein plumpes, breites S sowie ein schlankes R in I der Extremitätenableitungen sowie in den linkspräkordialen Brustwandableitungen V5/V6 und in aVL (Abb. 38). Diese Form des Rechtsschenkelblocks wird auch als *Wilson-Block* bezeichnet. Das verbreiterte, plumpe R zeigt häufig Kerbungen und Knotungen (M-Form). ST und T sind meist diskordant im Vergleich zu QRS; das heißt, daß in Ableitungen mit hohem R die ST-Strecken gesenkt sind und in Ableitungen mit tiefem S die ST-Strecken eher angehoben sind. Diese Kammerendteilveränderungen entstehen darum, weil auch die Erregungsrückbildung pathologisch abläuft.

Sonderformen

Man unterscheidet beim Rechtsschenkelblock einen kompletten Rechtsschenkelblock von einem inkompletten Rechtsschenkelblock. Beim *kompletten Rechtsschenkelblock* ist QRS auf über 0,12 s verbreitert und die endgültige Negativitätsbewegung rechtspräkordial auf

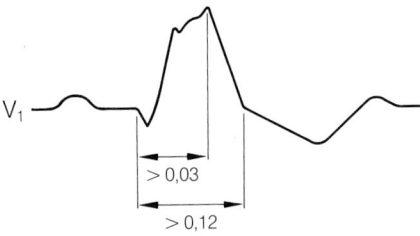

$> 0,03$

$> 0,12$

Kompletter Rechtsschenkelblock

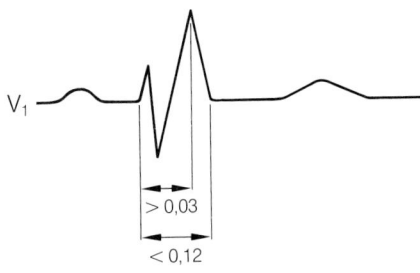

$> 0,03$

$< 0,12$

Inkompletter Rechtsschenkelblock

Abb. 39. Kompletter und inkompletter Rechtsschenkelblock

über 0,03 s verzögert. Beim *inkompletten Rechtsschenkelblock* ist die endgültige Negativitätsbewegung ebenfalls verzögert, aber QRS ist nicht verbreitert (Abb. 39).

Die Blockierung oder Leitungsverzögerung betrifft beim inkompletten Rechtsschenkelblock nicht den gesamten Schenkel, sondern nur Teile oder Äste des rechten Tawara-Schenkels. Im Elektrokardiogramm findet man meist in den rechtspräkordialen Ableitungen ein doppelgipfliges R vom rSr-Typ. Der inkomplette Rechtsschenkelblock kann bei allen Erkrankungen vorkommen, die auch das Bild des kompletten Rechtsschenkelblocks auslösen insbesondere bei einer Hypertrophie und/oder Dilatation des rechten Ventrikels. Häufig findet man den inkompletten Rechtsschenkelblock aber auch bei Herzgesunden, insbesondere bei Jugendlichen, Asthenikern, Vagotonikern, Sportlern.

Ein Rechtsschenkelblock kann als *unifaszikulärer Rechtsschenkelblock* mit isolierter Blockierung nur des rechten Tawara-Senkels vor-

Tabelle 11. Rechtsschenkelblock (Einteilung)

1. Unifaszikulärer Rechtsschenkelblock
= rechter Tawara-Schenkel blockiert

2. Bifaszikulärer Schenkelblock:
  a) Rechtsschenkelblock + linksanteriorer Hemiblock
    = rechter Tawara-Schenkel und linksanteriorer Faszikel des linken
    Tawara-Schenkels blockiert
  b) Rechtsschenkelblock + linksposteriorer Hemiblock
    = rechter Tawara-Schenkel und linksposteriorer Faszikel des linken
    Tawara-Schenkels blockiert

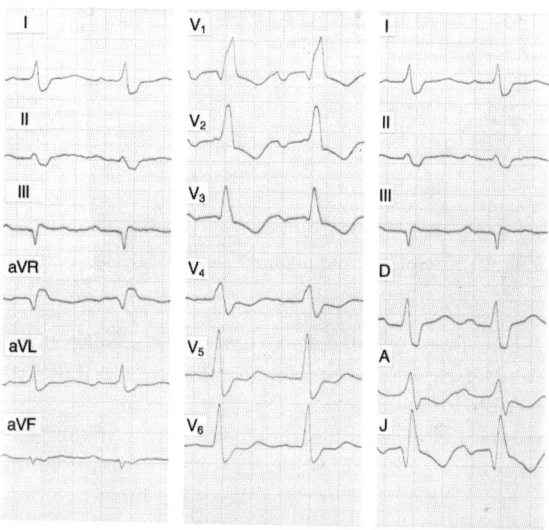

Abb. 40. J. P., 77-jähriger Patient mit koronarer Herzkrankheit. *Rechtsschenkelblock*

kommen oder als *bifaszikulärer Rechtsschenkelblock* mit zusätzlicher Blockierung einer der beiden Faszikel des linken Tawara-Schenkels: entweder des linksanterioren oder des linksposterioren Faszikels. Bei Vorliegen eines Rechtsschenkelblocks mit einem linksanterioren Hemiblock besteht im Elektrokardiogramm zusätzlich zu dem bekannten Bild des Rechtsschenkelblocks ein überdrehter Linkstyp

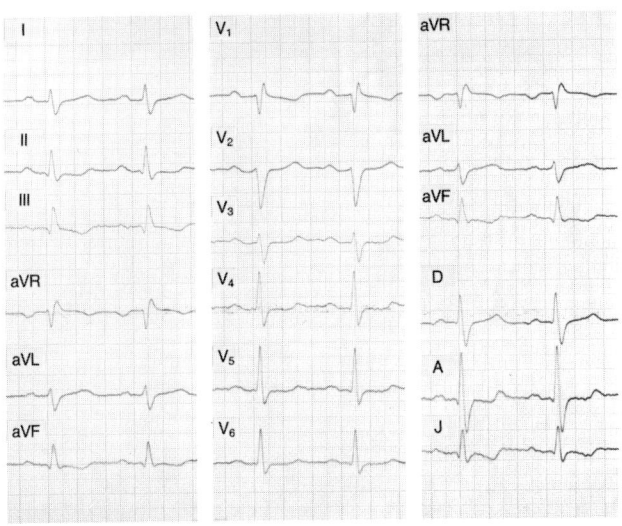

Abb. 41. H. D., 65-jähriger Patient mit chronischer Emphysembronchitis. *Inkompletter Rechtsschenkelblock*

(s. S. 40 und Tabelle 11). Daß es sich hierbei um eine Sonderform des Rechtsschenkelblocks handelt, ist schon lange bekannt und wurde früher als *Bailey-Block* bezeichnet.

Tritt beim Rechtsschenkelblock zusätzlich ein linksposteriorer Hemiblock auf, dann wird dies im Elektrokardiogramm dadurch erkennbar, daß außer den Kriterien des Rechtsschenkelblocks ein Rechtstyp oder überdrehter Rechtstyp erkennbar wird. Diese Blockform wurde früher als „*klassischer Rechtsschenkelblock*" benannt (Abb. 40–42).

5.2.3 Linksschenkelblock

Definition

Das elektrokardiographische Bild des Linksschenkelblocks liegt vor, wenn QRS auf über 0,12 s verbreitert ist und die endgültige Negativitätsbewegung (e. N.) in den linkspraecordialen Ableitungen V5/V6 auf über 0,05 s verlängert ist (Abb. 43 und 44).

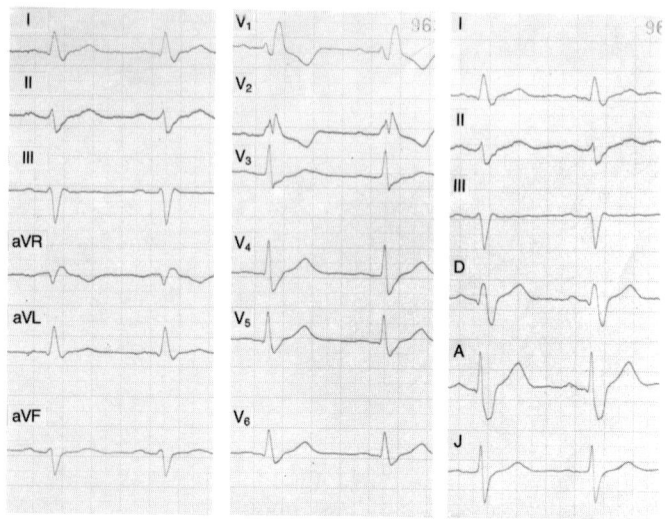

Abb. 42. R. M., 69-jähriger Patient mit koronarer Herzkrankheit, Adeno-Carcinom des Colon sigmoideum. *Rechtsschenkelblock und linksarteriorer Hemiblock* (bifaszikulärer Block)

> Linksschenkelblock
>
> QRS > 0,12 sec
>
> e. N. V_5/V_6 > 0,05 sec

Abb. 43

Pathogenese

Ätiologisch liegt dem Bilde des Linksschenkelblocks im Elektrokardiogramm eine Unterbrechung der Erregungsleitung des linken Tawara-Schenkels zugrunde. Dadurch wird die Erregung über den unversehrten rechten Tawara-Schenkel umgeleitet und erreicht mit einer geringen Verzögerung den linken Ventrikel von der rechten Seite des Herzens. Am häufigsten wird der Linksschenkelblock durch eine koronare Herzerkrankung infolge einer Koronarsklerose verursacht. Bei der Kardomyopathie kann der Linksschenkelblock das erste erkennbare Krankheitssymptom sein. Eine kongenitale Hypopla-

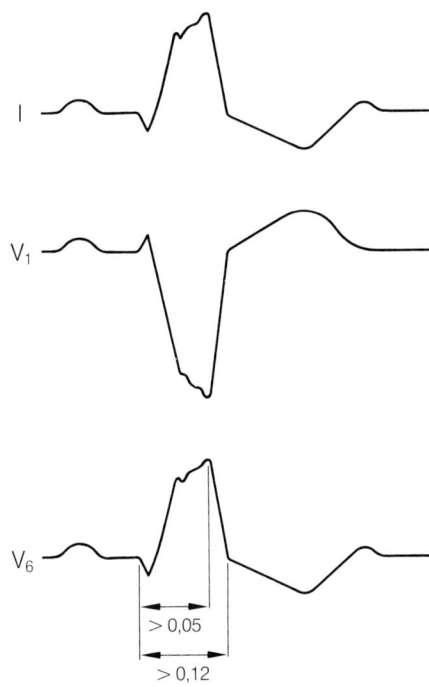

Abb. 44. *Linksschenkelblock* (schematische Darstellung)

sie des linksanterioren Faszikels findet sich häufig gemeinsam mit einem Vorhofseptumdefekt vom Typ des Septum-primum-Defektes, im Elektrokardiogramm an einem linksanterioren Hemiblock erkennbar.

Elektrokardiogramm
Neben der Verbreiterung von QRS auf über 0,12 s und der Verzögerung der endgültigen Negativitätsbewegung auf über 0,05 s in V5/V6, die für die Diagnose des vollständigen Linksschenkelblocks Voraussetzung sind, gibt es weitere elektrokardiographische Hinweise auf einen Linksschenkelblock: Das R in I sowie in V5/V6 ist breit, plump, meist aufgesplittert. In den rechtspräkordialen Ableitungen V1 bis V3 findet sich ein ebenfalls verbreitertes, tief nach unten gezo-

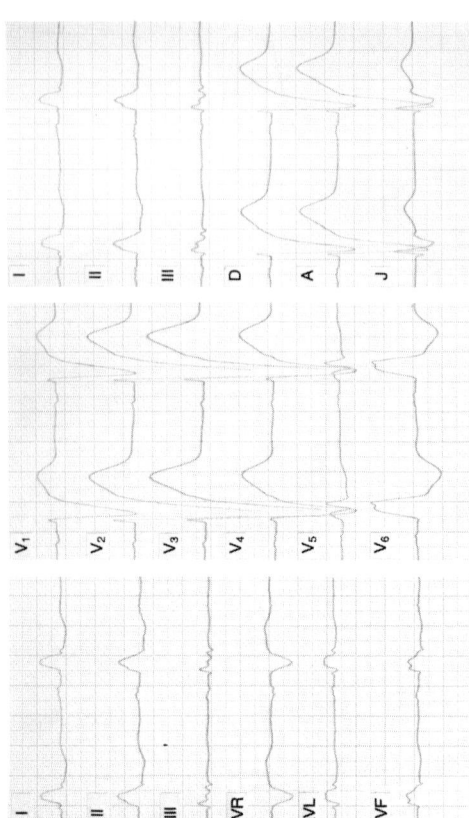

Abb. 45. G. M., 65-jährige Patientin mit primärer arterieller Hypertonie, koronarer Herzkrankheit. *Linksschenkelblock*

genes S. ST und T sind in der Regel diskordant zu QRS: in Ableitungen mit einem hohen R ist ST/T gesenkt, in Ableitungen mit tiefem S hingegen angehoben (Abb. 45).

Sonderformen

Neben dem vollständigen oder kompletten Linksschenkelblock gibt es den unvollständigen oder *imkompletten Linksschenkelblock,* bei dem die endgültige Negativitätsbewegung in den linkspräkordialen Ableitungen V5/V6 ebenfalls auf über 0,05 s verzögert ist, QRS jedoch normal breit ist. Der inkomplette Linksschenkelblock entsteht dadurch, daß die Leitungshemmung im linken Tawara-Schenkel nicht vollständig ist bzw. nur ein Teil der Fasern für die Erregungsleitung ausfallen.

Der linke Tawara-Schenkel teilt sich nach distal in zwei Faszikel – den linksanterioren und linksposterioren Faszikel. Jeder dieser beiden Faszikel kann isoliert von einer Leitungsstörung betroffen sein. Es entsteht dann ein linksanteriorer oder linksposteriorer Hemiblock. Beim *linksanterioren Hemiblock* läuft die Erregung über den linksposterioren Faszikel und bewirkt dadurch eine Drehung des Gesamtvektors von QRS nach links. Es entsteht im Elektrokardiogramm ein überdrehter Linkstyp ohne Verbreiterung von QRS und ohne Verspätung der endgültigen Negativitätsbewegung (Tabelle 12 und Abb. 46); überdrehter Linkstyp s. S. 40).

Beim *linksposterioren Hemiblock* entsteht im Elektrokardiogramm ein Rechtstyp oder überdrehter Rechtstyp – ebenfalls ohne Verbreiterung von QRS und ohne Verzögerung der endgültigen Negativi-

Tabelle 12. Linksschenkelblock (Einteilung)

---

1. linksanteriorer Hemiblock
= linksanteriorer Faszikel des linken Tawara-Schenkels blockiert

2. linksposteriorer Hemiblock
= linksposteriorer Faszikel des linken Tawara-Schenkels blockiert

3. Linksschenkelblock
= Stamm des linken Tawara-Schenkels oder linksanteriorer und linksposteriorer Faszikel des linken Tawara-Schenkels blockiert

---

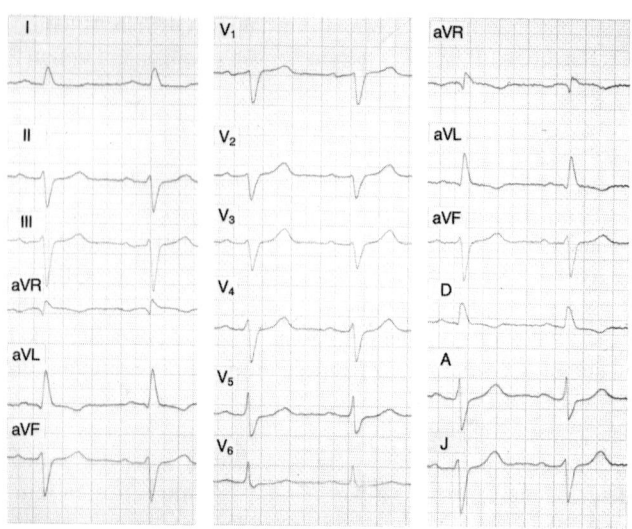

Abb. 46. F. L., 71-jähriger Patient mit Lungenemphysem, vermutlich koronarer Herzkrankheit. *Linksanteriorer Hemiblock*

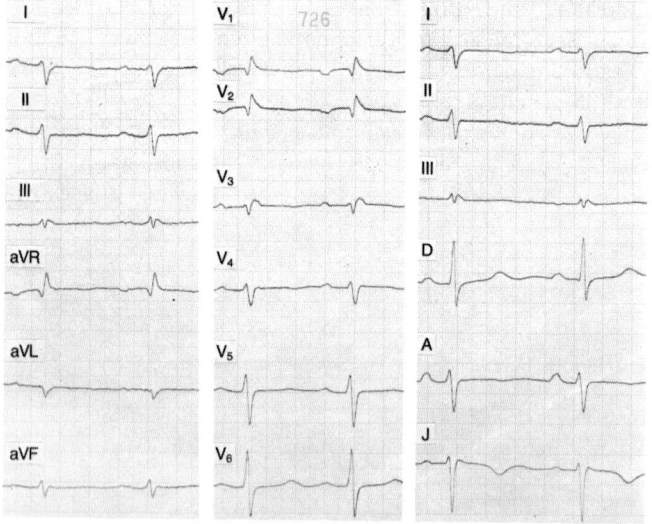

Abb. 47. H. T., 60-jährige Patientin mit koronarer Herzkrankheit. *Linksposteriorer Hemiblock*, inkompletter Rechtsschenkelblock

tätsbewegung. Diese Achsendrehung des Hauptvektors von QRS nach rechts ist so zu erklären, daß die Erregung über den intakten linksanterioren Faszikel läuft und dadurch den QRS-Gesamtvektor nach rechts ausrichtet (s. Tabelle 12 und Abb. 47); überdrehter Rechtstyp s. S. 40)

5.2.4 Wolff-Parkinson-White-Syndrom

Dieses auffällige Syndrom wurde 1930 erstmals von Wolff, Parkinson und White ausführlich beschrieben. Synonyma sind abgekürzt *WPW-Syndrom* oder *Präexzitations-Syndrom*. Die Häufigkeit beträgt 0,1-3,1‰.

Definition
Über akzessorische Leitungsbahnen werden die vorhofnahen Kammeranteile vorzeitig erregt. Diese vorzeitige Erregung führt zum Auftreten einer sogenannten Delta-Welle, einer Verkürzung der PQ-Zeit und zu einer Verbreiterung von QRS (Abb. 48 und 49). Patienten mit einem WPW-Syndrom neigen zu paroxysmalen Tachykardien.

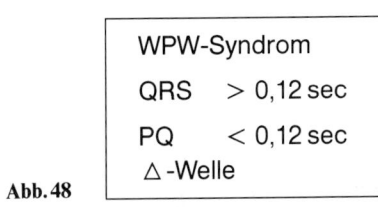

Abb. 48

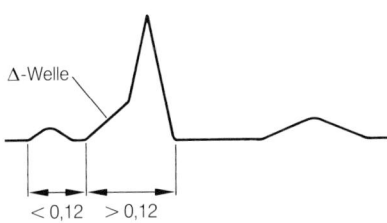

Abb. 49. WPW-Syndrom (schematische Darstellung)

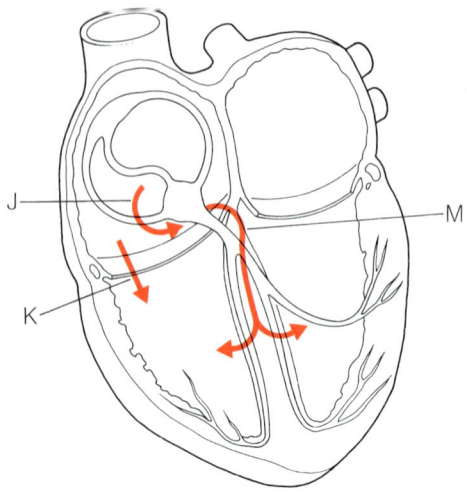

Abb. 50. Mögliche akzessorische Leitungsbahnen beim WPW-Syndrom. *K* = Kentsches Bündel (Palladino-Kentsches Bündel): direkte Verbindung zwischen Vorhof und Kammern; *J* = Jamessches Bündel: Verbindung zwischen Vorhof und den distalen Anteilen des AV-Knotens; *M* = Mahaimsches Bündel: Verbindung zwischen unterem AV-Knoten oder dem Hisschen Bündel und dem Kammerseptum

Pathogenese

Zusätzlich zur AV-Überleitung bestehen akzessorische Leitungsbahnen zwischen Vorhöfen und Kammern (Abb. 50), so daß die vorhofnahen Kammeranteile von der Vorhoferregung vorzeitig erfaßt werden. Ursächlich dafür verantwortlich ist eine angeborene Anlage einer zusätzlichen Leitungsbahn. Gelegentlich kann auch einmal eine Leitungsbrücke durch degenerative oder entzündliche Veränderungen entstehen.

Die akzessorische Leitungsbahn zwischen Vorhof und Kammern ermöglicht eine Kreiserregung über Vorhof→ AV-Knoten (antegrad)→ Ventrikel→ akzessorisches Bündel→ Vorhof oder seltener in umgekehrter Richtung (retrograd). Auslösend kann eine supraventrikuläre Extrasystole sein.

Für Re-entry-Tachykardien beim WPW-Syndrom sind also 2 Leitungswege über die akzessorischen Bahnen möglich (Abb. 51 und 52):

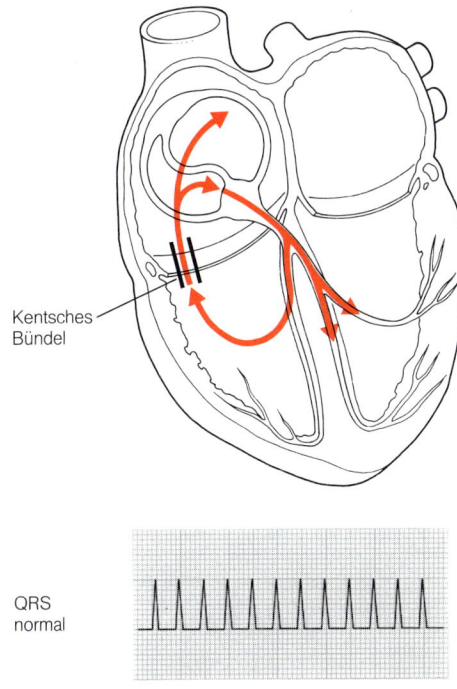

Kentsches
Bündel

QRS
normal

Abb. 51. Leitungswege für Re-entry-Tachykardien. AV-Knoten antegrad, akzessorische Bahn retrograd

1. Der *AV-Knoten* wird *antegrad,* die akzessorische Bahn retrograd durchlaufen. Dabei fehlen die typischen WPW-Symptome im Elektrokardiogramm, weil das Kammermyokard antegrad und somit nicht vorzeitig erregt wird (s. Abb. 51).
2. Die akzessorische Bahn wird antegrad und der *AV-Knoten retrograd* durchlaufen. In diesen Fällen wird das vorhofnahe Ventrikelmyokard über die akzessorische Bahn vorzeitig erregt. Dadurch entstehen im Elektrokardiogramm die typischen WPW-Symptome mit Delta-Welle, verkürzter PQ-Zeit und verbreitertem QRS (s. Abb. 52). Wegen der Verbreiterung von QRS, die nicht primär ventrikulär entsteht, wird diese Tachykardie auch als *pseudoventrikuläre Tachykardie* bezeichnet.

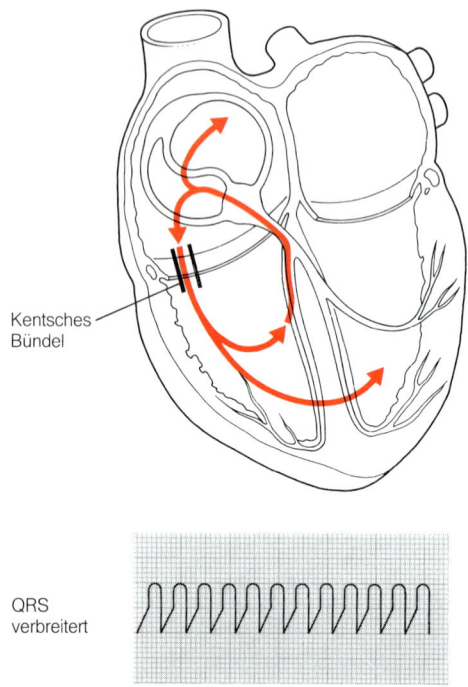

Kentsches
Bündel

QRS
verbreitert

Abb. 52. Leitungswege für Re-entry-Tachykardien. Akzessorische Bahn antegrad, AV-Knoten retrograd

Elektrokardiogramm (Abb. 53)

Entscheidend für die Diagnose ist, daß die PQ-Zeit verkürzt ist (PQ < 0,12 s), QRS verbreitert ist (QRS > 0,12 s) und eine Delta-Welle nachweisbar ist. Dabei unterscheidet man nach der Delta-Welle 2 Typen:

Typ A: Delta-Welle und Hauptausschlag von QRS sind positiv in
V1 (V2) = „sternalpositiver Typ"
Typ B: Delta-Welle und Hauptausschlag von QRS sind negativ in
V1 (V2) = „sternalnegativer Typ".

ST und T sind unterschiedlich stark und uncharakteristisch verändert, da es sich meist um sekundäre Erregungsrückbildungsstörun-

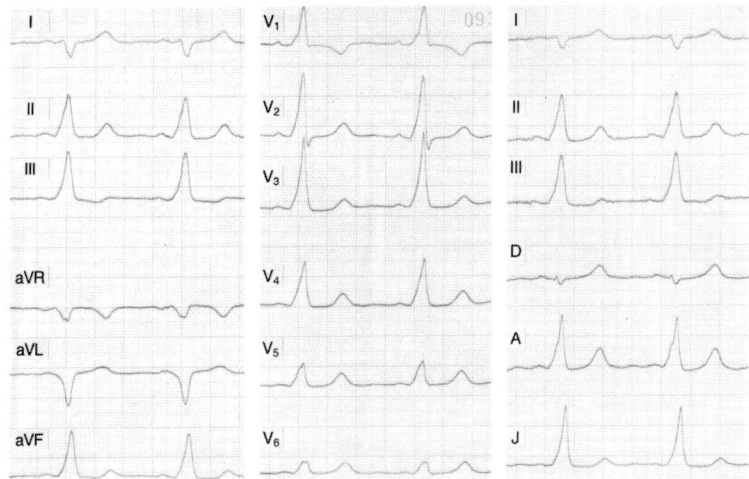

Abb. 53. W. Sch. 42-jährige Patientin mit paroxysmalen Tachykardien. *WPW-Syndrom*

gen als Folge der veränderten Leitungsverhältnisse im Myokard handelt.

In 40–80% der Fälle mit WPW-Syndrom treten paroxysmale *Herzrhythmusstörungen* auf, meist als paroxysmale supraventrikuläre Tachykardien (80%) [11], seltener Vorhofflimmern, Vorhofflattern, supraventrikuläre Extrasystolen, ventrikuläre Tachykardien und Kammerflimmern. Bei den im Elektrokardiogramm als ventrikuläre Tachykardien auftretenden Veränderungen handelt es sich meist um sog. pseudoventrikuläre Tachykardien (s. oben).

Diagnose

Sofern die typischen Veränderungen im Elektrokardiogramm nach weisbar sind, bereitet die Diagnose eines WPW-Syndroms keine Schwierigkeiten. Gelegentlich läuft aber die Erregung nicht über die akzessorische Bahn, sondern antegrad über den AV-Knoten. Dann fehlen im EKG die Delta-Welle, verkürzte PQ-Zeit und Verbreiterung von QRS (s. Abb. 51). In diesen Fällen gelingt es bei dem Verdacht für das Vorliegen eines WPW-Syndroms (z. B. rezidivierende

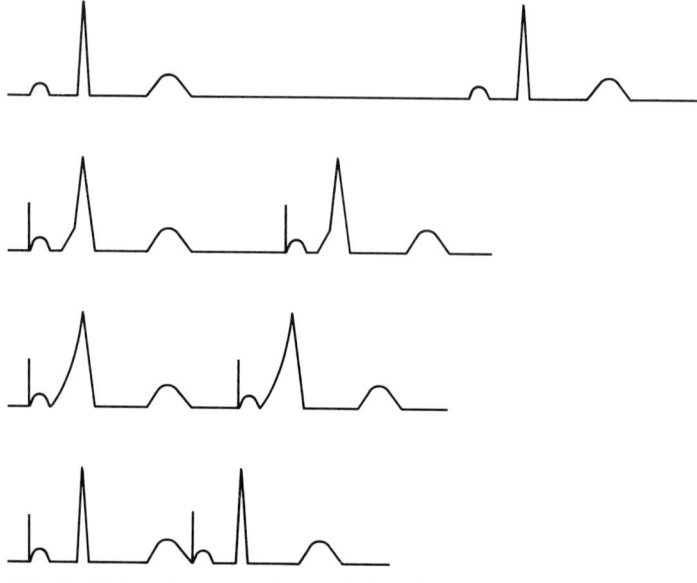

Abb. 54. Elektrostimulation des Vorhofes mit zunehmender Frequenz zur Diagnostik akzessorischer Leitungsbahnen

paroxysmale Tachykardien), durch zusätzliche Untersuchungen die Diagnose zu sichern:

1. His-Bündel-Elektrogramm (s. S. 28):

   Im His-Bündel-Elektrogramm findet man beim WPW-Syndrom eine verkürzte AH-Zeit und/oder eine verkürzte HV-Zeit, je nachdem, ob die Präexzitation proximal oder distal (oder beides) des unverzweigten His-Bündels liegt.

2. Elektrostimulation des Vorhofes mit zunehmender Frequenz (Abb. 54)

   Dazu wird ein Elektrodenkatheter über eine Kubitalvene in den rechten Vorhof plaziert und mit zunehmender Frequenz stimuliert. Mit der ansteigenden Zahl von Überleitungen über den AV-Knoten tritt eine zunehmende Verzögerung der normalen AV-Überleitung ein, während die akzessorische Bahn keine Verzögerung der Überleitung zeigt. Das hat zur Folge, daß mit zunehmender Frequenzsteigerung immer größere Anteile der Ventrikel über die jetzt schneller leitende akzessorische Bahn erregt werden und dadurch eine Zunahme der Delta-Welle, PQ-Verkürzung und QRS-Verbreiterung erkennbar werden. Dabei kann es passieren, daß bei weiter zunehmender Stimulationsfrequenz die Refraktärperiode der akzessorischen Bahn erreicht wird, die stimulierte Erregung also auf refraktäres Gewebe der akzessorischen Leitungsbahn trifft. Je nach dem momentanen Refraktärzustand des AV-Knotengewebes wird die Erregung blockiert oder antegrad über den AV-Knoten weitergeleitet. Im Falle einer Überleitung über den AV-Knoten verschwinden jetzt Delta-Welle und QRS-Veränderungen. Man kann so die *Refraktärzeit der akzessorischen Leitungsbahn* messen. Diese ergibt sich aus der zeitlichen Distanz, wenn ein Stimulus eben nicht mehr über die akzessorische Bahn geleitet wird.

Therapie

Häufig ist bei Patienten ein WPW-Syndrom elektrokardiographisch bekannt, ohne daß jemals Herzrhythmusstörungen, insbesondere die gefürchteten paroxysmalen Tachykardien, beobachtet werden. Eine Therapie und Prophylaxe beim WPW-Syndrom ist dann angezeigt, wenn paroxysmale Tachykardien auftreten. Das Ziel der Therapie ist, die ektope Reizbildung als Auslöser der Tachykardien zu unterdrücken und die Reentry-Kreisbahn zu blockieren. Zunächst wird man mit den einfachsten Maßnahmen beginnen, dem Valsalva-Preßversuch und der Karotissinusmassage. Danach sollte möglichst bald eine Therapie mit Antiarrhythmika der Gruppe I A vom Chinidin-Typ (Natrium-Antagonisten mit Verlängerung der Repolarisation der Zelle), Verapamil (Isoptin^R), β-Rezeptorenblocker oder Amiodarone (Cordarex^R) eingeleitet werden (s. Tabelle 15). Es ist schwierig vorhersehbar, welches der Antiarrhythmika am sichersten wirksam ist. Wir beginnen in allen Fällen mit supraventrikulärer Tachykardie mit Verapamil (Isoptin^R). Lüderitz [11] sieht in der Kombination von Propafenon mit einem β-Rezeptorenblocker das Mittel der Wahl. *Auf keinen Fall* sollten *Digitalisglykoside* gegeben werden, da Digitalis die effektive Refraktärzeit im Vorhofmyokard und in der akzessorischen Leitungsbahn verkürzt und damit die Überleitung verbessert. In lebensgefährlichen Notfallsituationen und bei Versagen der medikamentösen Therapie ist die Kardioversion anzuwenden, wenn genügend Zeit besteht auch die schnelle Elektrostimulation. Bei Versagen aller medikamentöser und elektrotherapeutischer Maßnahmen bleibt nur noch die Möglichkeit eines operativen Vorgehens, das aber nur in wenigen kardiochirurgischen Zentren möglich ist.

5.2.5 Lown-Ganong-Levine-Syndrom

Das Lown-Ganong-Levine-Syndrom stellt eine Sonderform des Wolff-Parkinson-White-Syndroms dar. Abgekürzt wird es auch *LGL-Syndrom* genannt oder Syndrom der kurzen PQ-Zeit mit normalem QRS.

Definition
Das LGL-Syndrom ist eine Sonderform des WPW-Syndroms mit verkürzter PQ-Zeit, aber ohne Delta-Welle und mit normaler QRS-Zeit. Patienten mit einem LGL-Syndrom neigen ebenfalls zu paroxysmalen Tachykardien.

Pathogenese
Die Ätiologie des LGL-Syndroms ist unbekannt. Folgende Möglichkeiten werden diskutiert:
1. Durch die Existenz eines akzessorischen Bündels zwischen Vorhof und den distalen Anteilen des AV-Knotens *(James-Bündel)* werden die oberen Anteile des AV-Knotens umgangen und so die AV-Überleitung verkürzt.
2. Im AV-Knoten gibt es schnell und langsam leitende Bahnen, die eine Erregungsumkehr oder Re-entry ermöglichen.
3. Der AV-Knoten ist anatomisch zu klein angelegt, so daß die Leitung im AV-Knoten nur ungenügend verzögert wird.

Elektrokardiogramm (Abb. 55)
Im Elektrokardiogramm fällt lediglich eine deutlich verkürzte PQ-Zeit auf. Im Gegensatz zum WPW-Syndrom sind keine Delta-Welle und keine Verbreiterung von QRS nachweisbar.

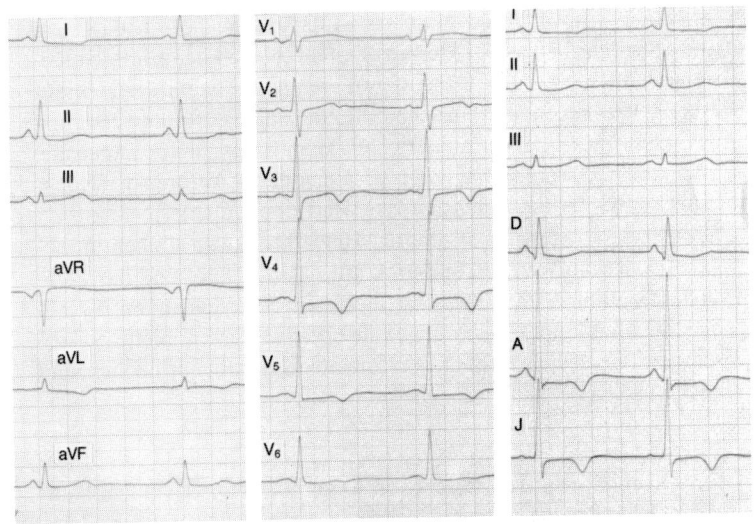

Abb. 55. W. O., 76-jähriger Patient mit koronarer Herzkrankheit. *LGL-Syndrom*

Diagnose
Die Diagnose wird aus dem Elektrokardiogramm gestellt. Zur Absicherung der Diagnose kann ein His-Bündel-Elektrogramm durchgeführt werden. Dabei findet sich eine Verkürzung der AH-Zeit.

Therapie
Die Therapie bei paroxysmalen supraventrikulären Tachykardien ist die gleiche wie beim WPW-Syndrom (s. S. 67).

5.3 Koronarinsuffizienz

Eine Koronarinsuffizienz entsteht fast immer auf dem Boden einer koronaren Herzerkrankung durch eine stenosierende Koronarsklerose der Koronargefäße. Durch die Stenosierung der Koronargefäße wird das Myokard nur noch ungenügend mit Sauerstoff versorgt, es entsteht eine *Koronarinsuffizienz*. Eine Koronarinsuffizienz liegt vor, wenn cin Mißverhältnis zwischen Sauerstoffangebot an das Herz und Sauerstoffbedarf des Herzens besteht. Neben der primären Koronarinsuffizienz durch eine stenosierende koronare Herzerkrankung gibt es sekundäre Ursachen für eine Sauerstoffunterversorung des Myokards, wie verminderter O_2-Gehalt des Blutes (Anaemie, Hypoxie, CO-Vergiftung) oder gesteigerter O_2-Verbrauch (Hochdruck, Tachykardie, Hyperthyreose, Herzklappenfehler).

Die Auswirkungen der koronaren Herzerkrankung können in Abhängigkeit vom Stenosierungsgrad auf das Myokard und das Elektrokardiogramm sehr unterschiedlich sein. Sie reichen von reversiblen leichten Funktionsstörungen über kleine, disseminierte Nekrosen bis zum großen Herzinfarkt. Entsprechend unterschiedlich sind auch die EKG-Veränderungen.

EKG-Kriterien

Eine Koronarinsuffizienz liegt vor, wenn bei entsprechendem klinischen Bild (Angina pectoris, Nachweis einer stenosierenden Koro-

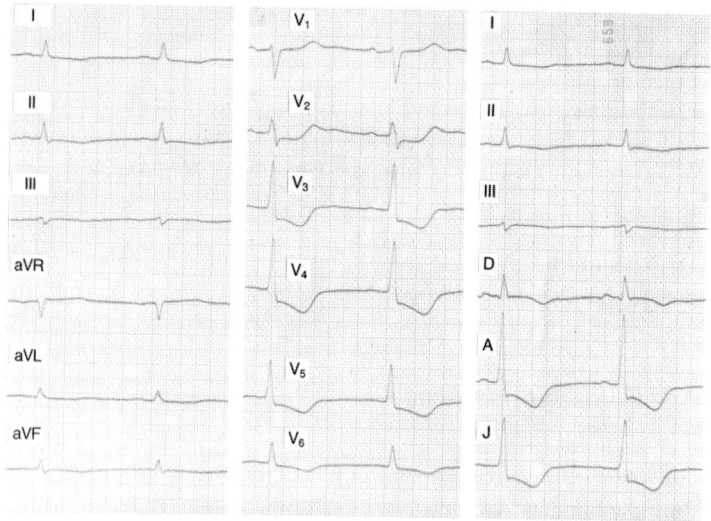

Abb. 56. L. A., 71-jähriger Patient mit Angina pectoris bei Koronarsklerose. Deutliche Zeichen einer Myokardischaemie vom Innenschichttyp als Folge einer *Koronarinsuffizienz*

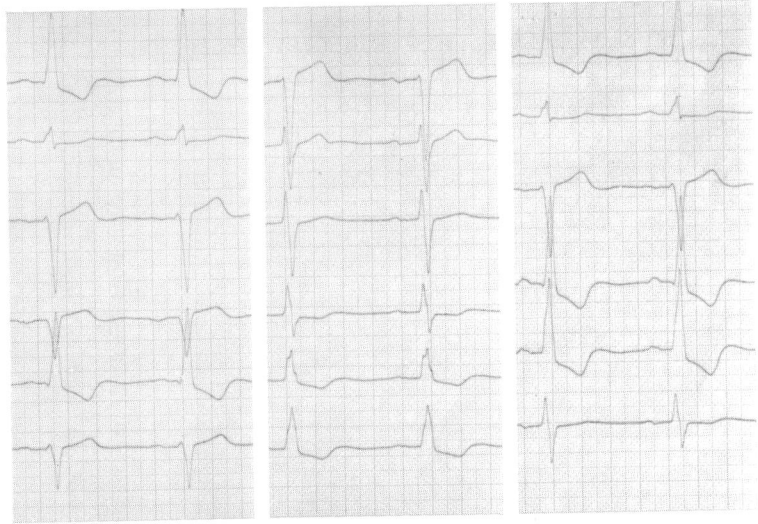

Abb. 57. D. H., 55-jähriger Patient mit arterieller Hypertonie und Angina pectoris infolge *Koronarinsuffizienz*. Deutliche Erregungsrückbildungsstörungen über dem linken Ventrikel (pathologischer Linkstyp früherer Nomenklatur)

narsklerose im Koronarangiogramm) ST im EKG um mindestens 0,1 mV gesenkt ist und T abgeflacht, isoelektrisch oder praeterminal bzw. terminal negativ ist (Abb. 56 und 57).

Pathophysiologie
Die Koronarinsuffizienz ist Ausdruck einer lokalen oder globalen Minderung der Perfusion des Myokards. Als Folge der Perfusionsminderung entstehen Störungen während der *Phase der Erregungsrückbildung* (ST/T) im Elektrokardiogramm. Je lokaler die Perfusionsminderung auftritt, um so stärker wird die Potentialdifferenz zwischen minderdurchblutetem und gesundem Myokard sein und um so ausgeprägter werden folglich die Erregungsrückbildungsstörungen sein. Bei einer gleichmäßigen, das gesamte Myokard betreffenden O_2-Mangelversorgung ist darum mit nur geringen Erregungsrückbildungsstörungen zu rechnen, weil aufgrund des gleichmäßig verteilten Befalls keine ausreichenden Potentialdifferenzen zwischen

77

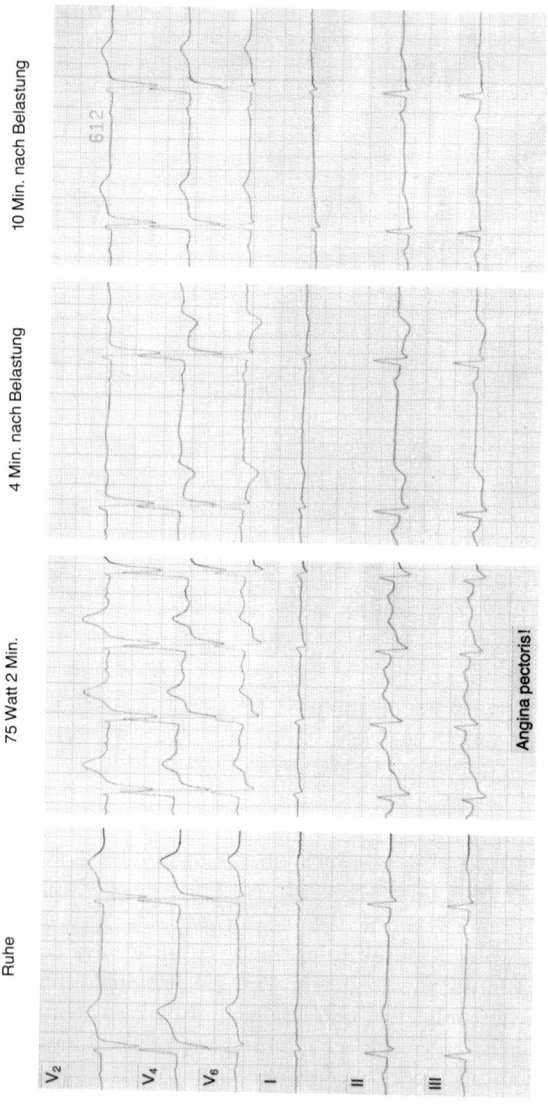

Abb. 58. G. P., 62-jähriger Patient mit Angina pectoris. In Ruhe Steil- bis Rechtstyp, sonst keine Auffälligkeiten. Im *Belastungs-EKG* bei 75 Watt über 2 min Angina pectoris und ST-Senkung in V_6. 4 Minuten nach Belastung deutliche Erregungsrückbildungsstörungen in V_4, V_6, II und III. 10 min nach der Belastung keine Erregungsrückbildungsstörungen mehr nachweisbar

Ruhe 75 Watt 2 Min. 4 Min. nach Belastung 10 Min. nach Belastung

V_2 V_4 V_6 I II III

Angina pectoris!

1 s

612

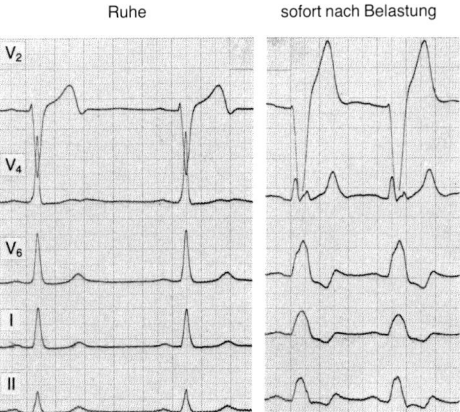

Ruhe 125 Watt 1 Min.
sofort nach Belastung

V₂

V₄

V₆

I

II

III

Abb. 59. Th. O., 51-jähriger Patient mit Ulcera duodeni und Angina pectoris. In Ruhe nur geringe und uncharakteristische Erregungsrückbildungsstörungen in V_4. Im *Belastungs-EKG* nach 125 Watt über 1 min Ausbildung eines Linksschenkelblocks

den Ableitungspunkten entstehen. Dies erklärt zum Teil auch, warum selbst bei schwersten Koronarveränderungen an allen drei Hauptkoronargefäßen manchmal keine Anzeichen dafür im EKG erkennbar sind.

Veränderungen während der *Phase der Erregungsausbreitung* (QRS) treten erst bei schwereren Störungen der Myokarddurchblutung auf. Es kommt zu Verbreiterungen von QRS mit schenkelblockartigen Deformierungen.

Elektrokardiogramm

Eine muldenförmige Senkung der ST-Strecke um mindestens 0,1 mV ist immer ein Hinweis für das Vorliegen einer Koronarinsuffizienz, zusätzlich bestehen T-Wellenveränderungen in Form abgeflachter, praeterminal oder terminal negativer T-Wellen. Diese Kammerend-

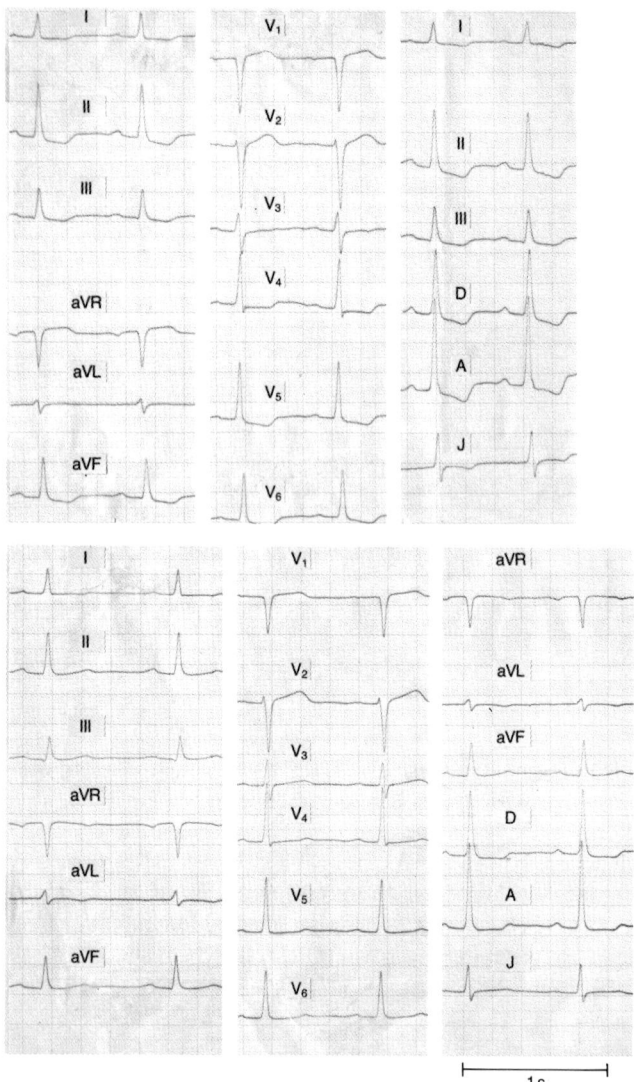

Abb. 60. O. G., 59-jährige Patientin mit Diabetes mellitus, chronischer Pyelonephritis und *Digitalisüberdosierung*. Digitalisdosis 3 × 0,2 mg β-Acetyl-Digoxin (Novodigal®) täglich, Kreatinin im Serum 1,1 mg%. Oben das EKG bei stationärer Aufnahme, unten 5 Tage nach Absetzen von Digitalis

teilveränderungen sind meist in V_5 und V_6 sowie in Nebh-D und Nehb-A und in den Extremitätenableitungen mit hohem R nachweisbar. Die diagnostische Zuverlässigkeit der ST/T-Veränderungen bei der Koronarinsuffizienz ist nicht sehr groß, weil ST-Streckensenkungen auch bei anderen Stoffwechseleinflüssen auf das Herz auftreten können (z.B. Digitalis, Hypokaliämie); außerdem haben viele Patienten mit schwerstenKoronarveränderungen ein völlig normales EKG.

Etwas mehr Sicherheit ist mit dem *Belastungs-EKG* zu erzielen (Abb.58 und 59). Die diagnostische Treffsicherheit des Belastungs-EKG wird aber vielfach überschätzt. Ihr Vorteil ist die einfache Durchführbarkeit.

Oft ist es schwierig, die elektrokardiographischen Veränderungen durch eine Koronarinsuffizienz von Kammerendteilveränderungen durch *Digitalisglykoside* abzugrenzen (Abb.60). Unter einer Digitalistherapie finden sich häufig muldenförmige ST-Senkungen, abgeflachte oder negative T-Wellen und (nicht immer) eine Verkürzung der QT-Zeit, außerdem Herzrhythmusstörungen (ventrikuläre Extrasystolie, AV-Blockierungen 1. bis 3. Grades, Vorhoftachykardie) [17]. Die durch Digitalis hervorgerufenen EKG-Veränderungen sind interindividuell sehr unterschiedlich stark ausgeprägt und finden sich häufig schon bei therapeutisch wünschenswerten Glykosidspiegeln im Serum.

5.4 Herzinfarkt

Ein *Herzinfarkt* tritt auf, wenn aufgrund eines Verschlusses oder einer hochgradigen Einengung einer Koronararterie die Durchblutung eines Myokardbezirks so stark herabgesetzt wird, daß eine umschriebene Nekrose entsteht. Für die Diagnose eines akuten Herzinfarktes ist das Elektrokardiogramm neben der Bestimmung der Enzyme im Serum von größter Bedeutung.

EKG-Kriterien

Typisch für das Infarkt-EKG sind die ST-Streckenanhebungen sowie R-Reduzierung mit Ausbildung von breiten, tiefen Q-Zacken (Abb.61).

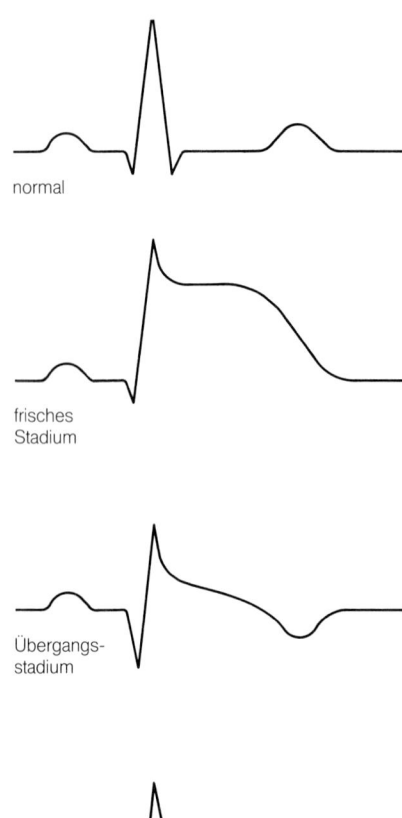

normal

frisches
Stadium

Übergangs-
stadium

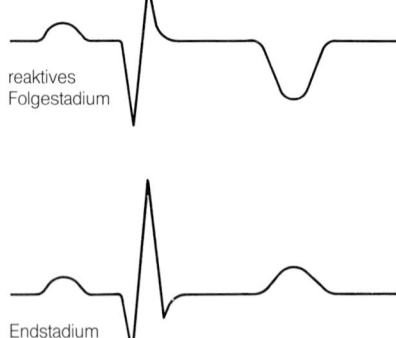

reaktives
Folgestadium

Endstadium

Abb. 61. Verlauf der verschiedenen Infarktstadien im EKG

82

Pathophysiologie

Für die Entstehung der infarkttypischen Veränderungen im Elektrokardiogramm sind die durch die Ischaemie bedingten veränderten Phasen der Depolarisation und Repolarisation der Myokardzellen verantwortlich. Die Zellen, die abgestorben bzw. nekrotisch sind, sind nicht mehr in der Lage, ein Ruhepotential aufzubauen, sie sind also elektrisch stumm. Dies trifft für die Myokardzellen im Zentrum des Infarktes zu. Durch den Ausfall der nekrotischen Myokardzellen erhält das übrige, nicht betroffene Myokardgewebe das Übergewicht. Folglich wird der Hauptvektor während der Erregungsausbreitung vom Infarktgebiet zumindest teilweise weggerichtet sein. Dies zeigt sich im EKG, daß breite, tiefe *Q-Zacken* auf Kosten von kleiner werdenden R-Zacken oder sogar reine QS-Amplituden in den herznahen unipolaren Wilson-Ableitungen oder in den herzfernen Extremitätenableitungen, sofern die Ableitungsrichtung mit der Richtung der Potentialstörung übereinstimmt, entstehen. Das Auftreten von Q-Amplituden bei gleichzeitiger R-Reduzierung ist also immer ein Hinweis, daß eine *Nekrose* aufgetreten ist. Das Ausmaß der Q-Veränderungen und der R-Reduzierung hängt ab von der Größe der Nekrose und von der Lokalisation des Nekrosegebietes bzw. den eingeschränkten Möglichkeiten, das gesamte Nekrosegebiet elektrokardiographisch voll zu erfassen.

Zwischen Nekrosegebiet und intaktem Myokard existiert ein Bereich im Randbezirk des Infarktes, der zwar funktionell gestört ist, aber keinen Untergang des Gewebes, also keine oder noch keine Nekrose aufweist. Dieser *ischaemische Randbezirk* ist nicht mehr in der Lage, ein für eine normale Erregung ausreichendes Ruhepotential aufzubauen. Das Ruhemembranpotential dieser Zellen ist darum weniger negativ als das der normalen Myokardzellen (Ruhemembranpotential der normalen Myokardzelle – 90 mV – siehe unter Elektrische Spannung an der Zellmembran). Das bedeutet, daß das verletzte Gewebe mit z.B. −30 mV im Vergleich zum unverletzten Gewebe mit −90 mV „relativ positiv" wird. Da das verletzte Gewebe also gegenüber dem unverletzten, intakten Gewebe elektrisch unterschiedliche Ladungen aufweist, fließt ein sogenannter Ausgleichsstrom oder *Verletzungsstrom* von diesem ischaemischen Randbezirk in Richtung normales Myokard. Die Vektoren des Verletzungsstromes sind also ebenfalls vom Infarktgebiet weggerichtet.

83

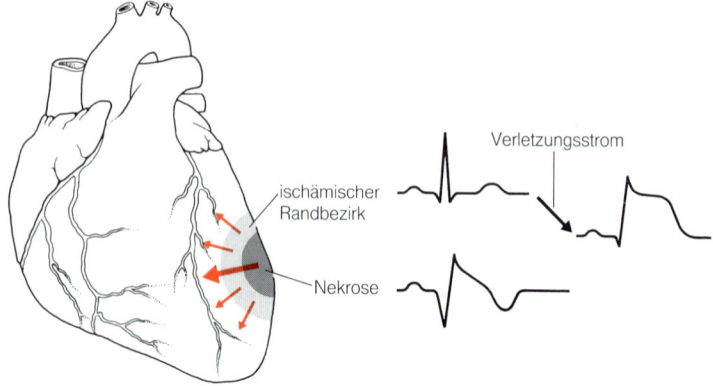

Abb. 62. Entstehung der ST-Anhebung und der Q-Amplitude beim Herzinfarkt

Der Verletzungsstrom fließt fortlaufend sowohl während der Systole als auch während der Diastole. Durch den fortlaufenden Stromfluß vom Infarktgebiet in Richtung normales Myokard wird die 0-Linie oder isoelektrische Linie des EKG insbesondere in den herznahen Ableitungen über dem Randbezirk des Infarktes (oder den herzfernen Extremitätenableitungen, die diese Vektorenrichtung erfassen) nach unten verschoben. Dadurch wird eine *Anhebung der ST-Strecke* vorgetäuscht (Abb. 62).

Elektrokardiogramm (Abb. 63–65)
Das typische Infarkt-EKG läuft in vier Stadien ab (Abb. 61): Im *frischen Stadium* ist die ST-Strecke deutlich angehoben. ST und T verschmelzen zu einer monophasischen Welle. Im anschließenden *Übergangsstadium* mit Ausbildung von Nekrosen im Zentrum des Infarktes wird R reduziert, und es entwickelt sich eine Q-Zacke. Die ST-Strecke ist nur noch leicht angehoben und T beginnt negativ zu werden. Im *reaktiven Folgestadium* verläuft die ST-Strecke wieder in der isoelektrischen Linie, T ist jetzt deutlich negativ, R noch stärker reduziert und Q noch plumper und breiter negativ. Häufig ist auch kein R mehr zu erkennen, so daß breite, tief negative QS-Komplexe entstehen. Das *Endstadium* ist Ausdruck der Ausheilung des akuten

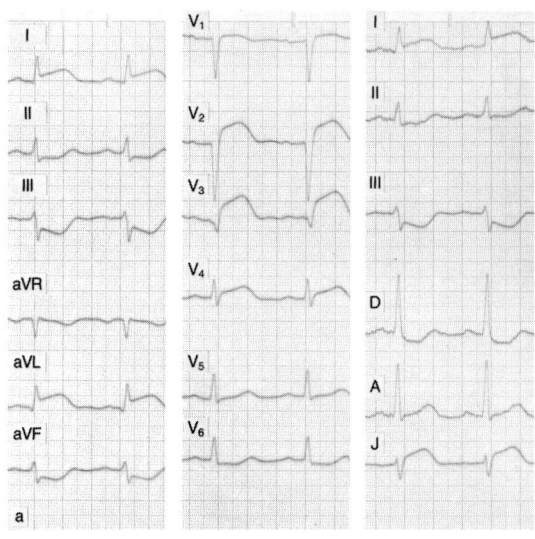

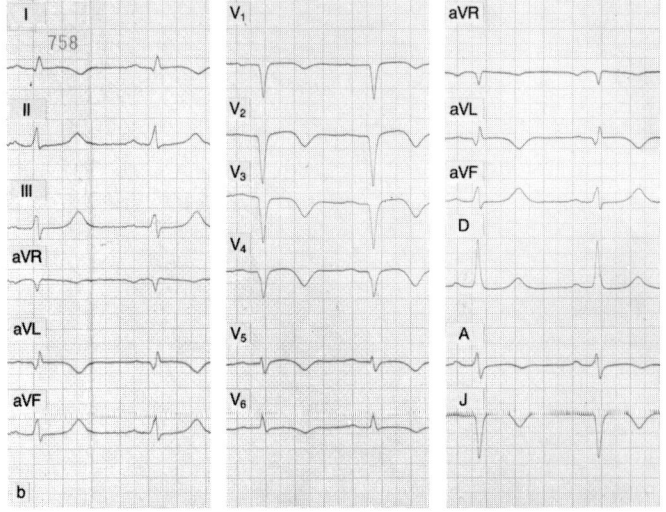

Abb. 63a, b. G.E., 45-jährige Patientin mit koronarer Herzkrankheit (Risikofaktoren: Nikotin, Hochdruck, Übergewicht). **a** frischer *Vorderwandinfarkt* des Herzens; **b** EKG der gleichen Patientin 25 Tage später: Vorderwandinfarkt des Herzens im reaktiven Folgestadium

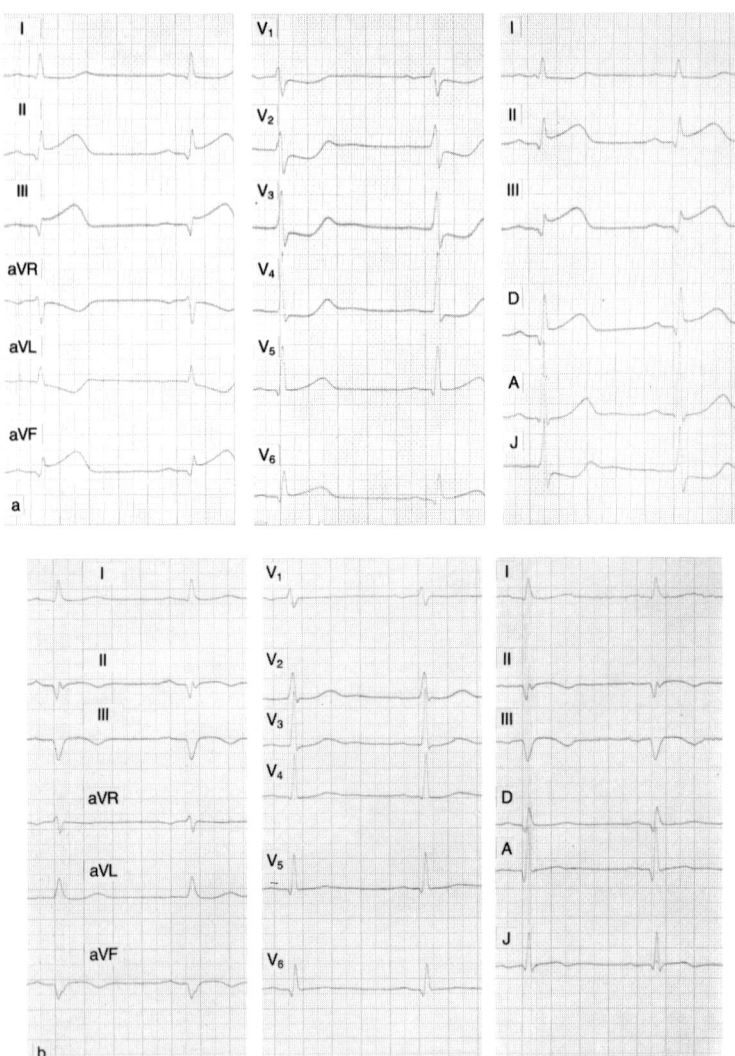

Abb. 64 a, b. E. H.-W., 62-jähriger Patient mit peripherer arterieller Verschlußkrankheit der Beine und koronarer Herzkrankheit (Risikofaktor: Nikotin). **a** frischer *Hinterwandinfarkt* des Herzens; **b** EKG des gleichen Patienten 12 Tage später: Hinterwandinfarkt des Herzens im reaktiven Folgestadium

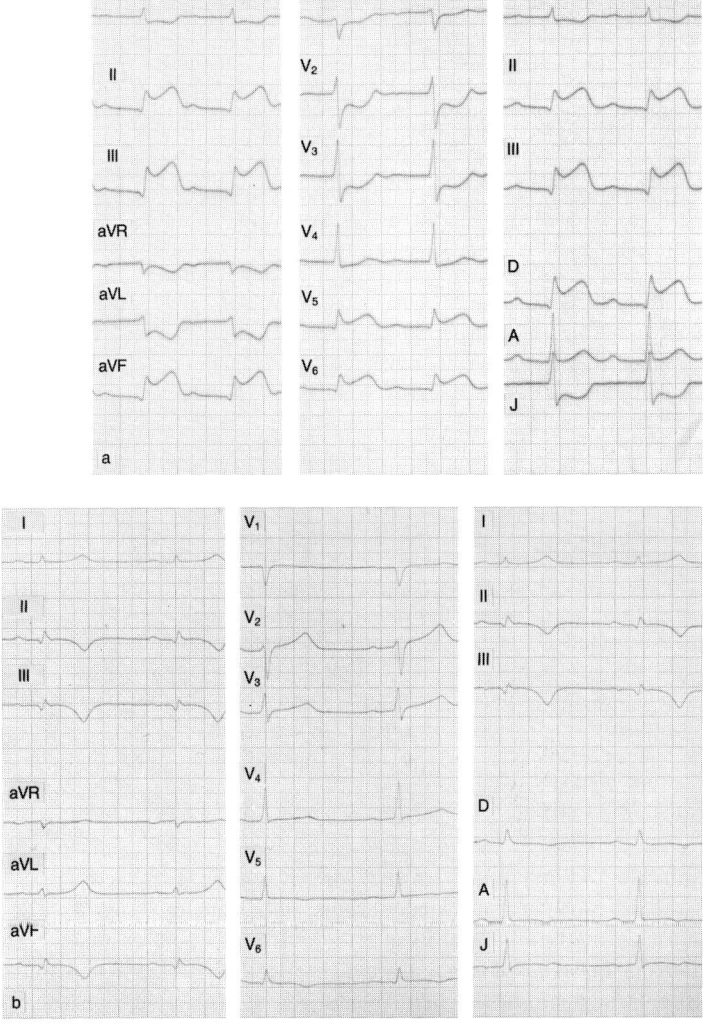

Abb. 65 a, b. B. W., 59-jähriger Patient mit koronarer Herzkrankheit (Risikofaktor: Nikotin). **a** frischer *Hinterwandinfarkt* des Herzens; **b** EKG des gleichen Patienten 17 Tage später: Hinterwandinfarkt des Herzens im reaktiven Folgestadium

Tabelle 13. Verschiedene Infarkttypen

Infarkttyp	Verschlossenes Gefäß	Betroffene Myokardanteile	Beteiligte Ableitungen
Vorderwand-infarkt	R. interventrikularis anterior proximal	Vorderwand li. Herzkammer vordere ⅔ des Septums linke Seitenwand	V_2–V_6, A + J, I, aVL
Apikaler Infarkt = Vorderwand-spitzeninfarkt	R. interventrikularis anterior distal	Herzspitze	V_3–V_5, A + J
Anteroseptaler Infarkt = supraapikaler Vorderwand-infarkt	rechter Seitenast d. R. interventrikularis anterior	Oberer Anteil der Vorderwand Teile des Septums	V_2 + V_3, J
Anterolateraler Infarkt = vorderer Seitenwandinfarkt	Linker Seitenast d. R. interventrikularis anterior	Linke Anteile der Vorwand	V_5 + V_6, A
Posteriorer Infarkt = Hinterwand-infarkt	Rechte Koronar-arterie (proximal)	Hinterwand zu ⅔ hinteres Drittel des Septums	III + II, V_6, D, aVF
Posterolateraler Infarkt = hinterer Seitenwandinfarkt	R. circumflexus d. li. Koronararterie	Linke Seitenwand linker Teil der Hinterwand	V_6, D

Infarktes: ST verläuft in der isoelektrischen Linie, T ist wieder positiv, R hat sich ebenfalls wieder erholt. Lediglich ein breites Q weist noch auf die Infarktnarbe hin.

Für die *Infarktlokalisation* aus dem elektrokardiographischen Bild ist entscheidend, in welchen Ableitungen die Infarktzeichen nachweisbar sind (Tabelle 13).

Die verschiedenen Infarktstadien werden nicht in allen Fällen wie beschrieben durchlaufen. Häufig treten erhebliche Abweichungen auf. Diese sind zum Teil damit zu erklären, daß die EKG-Registrierung nur einen kurzen Augenblick im Infarktablauf erfaßt. Außerdem spielen Infarktgröße, Infarktlokalisation, Lage des Herzens und des Infarktes zu den Ableitungspunkten, kompletter akuter oder inkompletter mehr protrahiert zunehmender Verschluß eines Koronargefäßes, Vorhandensein von Kollateralgefäßen usw. eine Rolle.

Gelegentlich findet man direkt nach Beginn des akuten Schmerzereignisses überhöhte T-Wellen, die als *Erstickungs-T* bezeichnet werden. Bleibt das frische Stadium oder auch das Übergangsstadium mit über Monate bis Jahre anhaltenden ST-Streckenanhebungen bestehen, dann wird der Verdacht für das Vorliegen eines *Herzwandaneurysmas* nahegelegt.

Manchmal entziehen sich gesicherte Herzinfarkte dem elektrokardiographischen Nachweis. Meist handelt es sich bei diesen sogenannten *„stummen Infarkten"* um kleine Infarkte der Hinterwand oder des Septums, die nicht so gut erfaßt werden wie die Vorderwandinfarkte.

Ein interessantes Phänomen beobachtet man gelegentlich bei der *Herzkatheterisierung des linken Vorhofes:* Offensichtlich durch Berührung der Katheterspitze mit der Vorhofwand kommt es zu einer ST-Streckenanhebung, verbunden mit Angina pectoris. Nach dem Zurückziehen des Herzkatheters aus dem linken Vorhof bilden sich die ST-Streckenveränderungen rasch wieder zurück, und die Schmerzen in der Herzgegend lassen nach. Man kann dieses Phänomen bei Erwachsenen wie bei Kindern beobachten. Vermutlich handelt es sich um einen Koronarspasmus, der reflektorisch über eine mechanische Reizung des linksatrialen Endokards ausgelöst wird.

5.5 Perikarditis

Da das Perikard elektrisch inaktiv ist, sind bei isolierter Entzündung des Perikards keine elektrokardiographischen Veränderungen zu erwarten. Meist sind aber die subepikardialen Anteile des Myokards an der Entzündung beteiligt. Man spricht darum auch besser von einer *Perimyokarditis* oder Myoperikarditis.

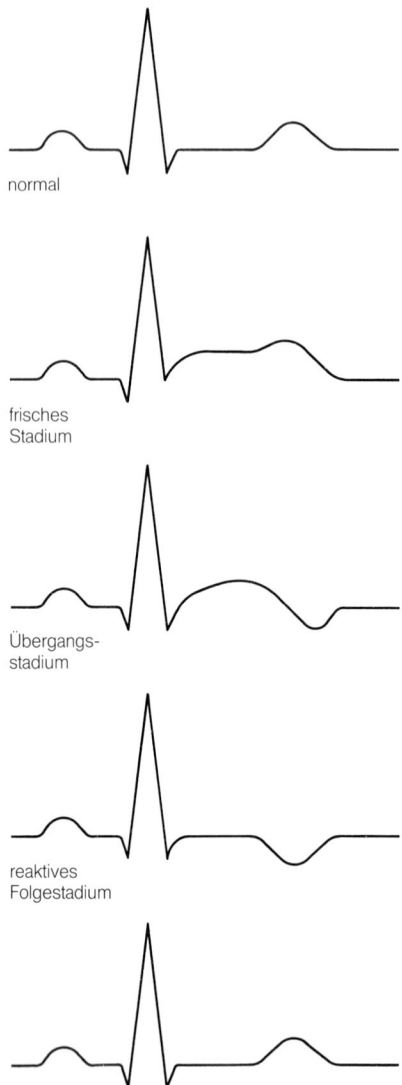

normal

frisches
Stadium

Übergangs-
stadium

reaktives
Folgestadium

Endstadium

Abb. 66. Verlauf der Perikarditis im EKG

EKG-Kriterien

Geringe ST-Streckenanhebung ohne wesentliche QRS-Veränderungen in nahezu allen Ableitungen (Abb. 66).

Pathophysiologie

Bei der Perikarditis wird die Entzündung vom Perikard auf die epikardialen Außenschichten des Myokards übertragen, die subendokardialen Innenschichten des Myokards sind in der Regel nicht betroffen. Durch die entzündlichen Veränderungen bedingt läuft die Erregungsrückbildung in den Außenschichten abgeschwächt und abgekürzt ab, so daß die Vektoren der Innenschichten das Übergewicht erhalten und der Gesamtvektor während der Erregungsrückbildung verstärkt von innen nach außen gerichtet ist, so daß ST in den entsprechenden Ableitungen angehoben wird.

Elektrokardiogramm (Abb. 67)

Ähnlich wie beim Herzinfarkt verläuft das elektrokardiographische Bild bei der Perimyokarditis in verschiedenen Stadien ab (Abb. 66). Im *frischen Stadium* ist ST leicht angehoben. Die angehobene ST-Strecke geht meist nicht vom abfallenden R (wie beim Herzinfarkt), sondern vom angehobenen S ab. Da die myokardiale Schädigung durch die Perikarditis nicht an ein bestimmtes Versorgungsgebiet eines Koronargefäßes gebunden ist (wie beim Herzinfarkt), sondern häufig das gesamte Perimyokard betrifft, finden sich die EKG-Veränderungen bei der Perikarditis in nahezu allen Ableitungen parallel zur Herzachse nach links, unten und vorne, also den Ableitungen I, II, III, aVF, V_2 bis V_6. Das *Übergangsstadium* mit rückläufiger ST-Anhebung und beginnend negativem T leitet über zum *reaktiven Folgestadium* mit isoelektrischer ST-Strecke und flach negativem T. Da die Perikarditis meist gutartig verläuft und in der Regel folgenlos ausheilt, sind im *Endstadium* keine EKG-Veränderungen mehr nachweisbar.

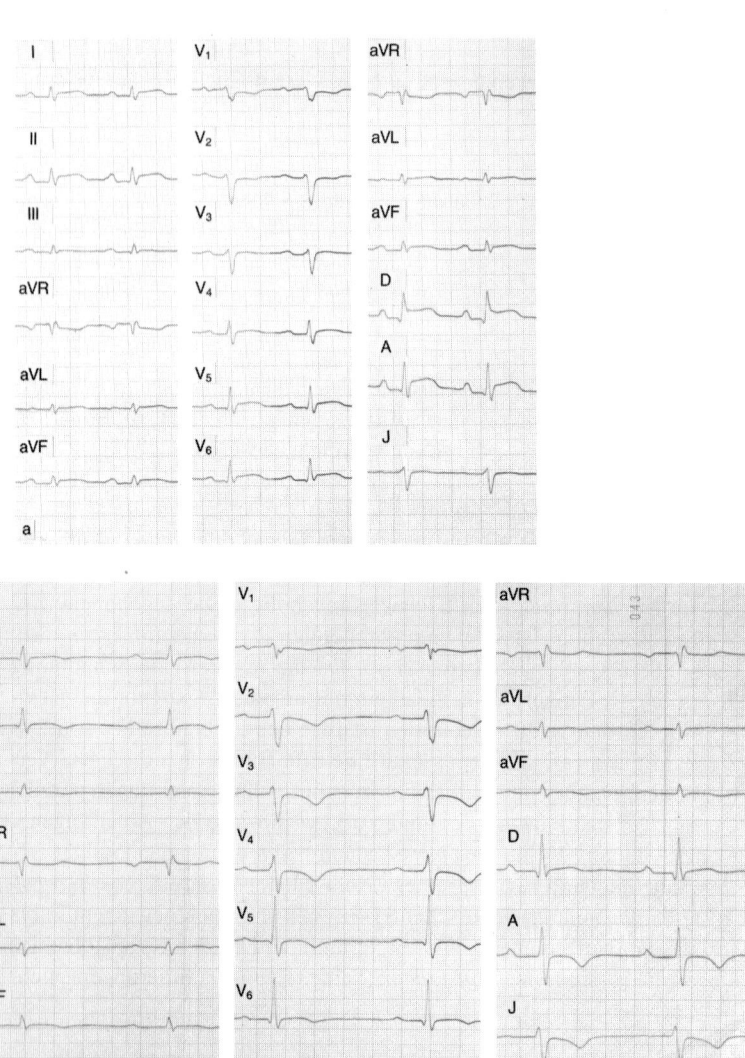

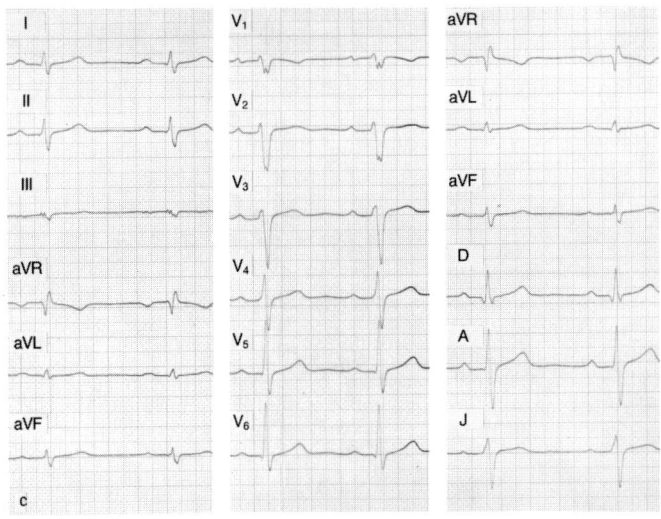

Abb. 67 a–c. K. P., 18-jähriger Patient mit *Perikarditis* bei Coxsackie-Virusinfektion. **a** Perikarditis im frischen Stadium. ST-Strecken in I, II, V_5, V_6, A und J angehoben; **b** EKG des gleichen Patienten 23 Tage nach **a**: Perikarditis im reaktiven Folgestadium. Negative T-Wellen in II, V_2–V_6, A und J. **c** EKG des gleichen Patienten 7 Wochen nach **a**: Perikarditis im Endstadium. Keine Veränderungen mehr nachweisbar

5.6 Akutes Cor pulmonale

Das elektrokardiographische Bild des akuten Cor pulmonale entsteht durch eine akute und massive Druckbelastung des rechten Ventrikels durch eine Drucksteigerung im Lungenkreislauf. Ursache ist meist eine Lungenembolie.

EKG-Kriterien
Es gibt mehrere Kriterien oder besser Hinweise, die für das Vorliegen eines akuten Cor pulmonale sprechen (Tabelle 14). Diese sind häufig nur sehr diskret ausgebildet oder nur für kurze Zeit auftretend und darum schwierig erfaßbar, und nur ausnahmsweise sind sämtli-

Tabelle 14. EKG-Kriterien für das akute Cor pulmonale

Extremitäten-Ableitungen
Steiltyp oder Rechtstyp
Deutliches Q in III
Deutliches S in I (und II)
ST in III angehoben
ST in I (und II) gesenkt
P-dextrokardiale

Brustwandableitungen
Inkompletter oder kompletter Rechtsschenkelblock
T in V_1/V_2 negativ
ST in V_1/V_2 angehoben
(ST in V_5/V_6 gelegentlich gesenkt)
RS-Übergang nach links verschoben

---

che Kriterien gemeinsam nachweisbar, so daß sie insgesamt nicht sehr zuverlässig sind.

Pathophysiologie:
Durch die plötzliche und massive Drucksteigerung im Lungenkreislauf wird der rechte Ventrikel akut einer verstärkten Druckbelastung ausgesetzt. Je nach Höhe der Drucksteigerung kommt es zur Dilatation des rechten Ventrikels und Überdehnung der Myokardfasern. Die Folge ist eine Steilstellung und Rotation des Herzens um seine Längsachse im Uhrzeigersinn (von der Herzspitze aus gesehen) mit Ausbildung eines S I Q III – Typs und Verschiebung der Übergangszone nach links. Ist der rechte Vorhof an der Drucküberlastung beteiligt, so entsteht zusätzlich eine P-dextrokardiale. Durch die Dilatation der rechten Herzkammer mit Dehnung der Myokardfasern und möglicherweise des rechten Tawaraschenkels tritt eine Leitungsverzögerung auf, erkennbar an dem inkompletten oder kompletten Rechtsschenkelblock. Die Drucksteigerung im rechten Ventrikel führt zu einer Ischaemie vor allem der endokardnahen Schichten des Myokards. Diese Innenschichtischaemie des rechten Ventrikels zeigt sich in den rechtspräkordialen Ableitungen V_1 und V_2 in Form einer Anhebung von ST und/oder eines negativen T. (Abb. 68)

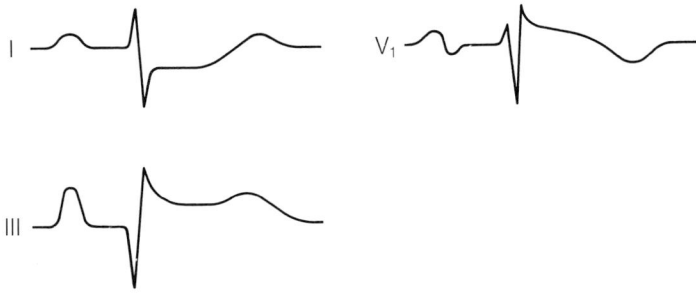

Abb. 68. Akutes Cor pulmonale

Elektrokardiogramm (Abb. 69)
Am häufigsten findet man beim akuten Cor pulmonale ein negatives T in V_1 und V_2 als alleinigen Hinweis (ca. 60% der Fälle). Damit verbunden ist in vielen Fällen eine geringe rechtsventrikuläre Leitungsverzögerung mit rSr-Typ bzw. ein inkompletter Rechtsschenkelblock. Ein kompletter Rechtsschenkelblock ist eher eine Seltenheit. Die Rechtsdrehung mit Ausbildung eines S I Q III-Typs und ST-Anhebung in III gehören an sich zu den klassischen Veränderungen des akuten Cor pulmonale, sind aber ebenfalls nicht mit großer Regelmäßigkeit nachweisbar. Darüberhinaus bestehen dabei differentialdiagnostische Schwierigkeiten in Bezug auf den Hinterwandinfarkt des Herzens. Das P-dextrokardiale wird zwar immer wieder in Lehrbüchern beschrieben, gehört aber wohl ebenfalls zu den Raritäten. Wenn es erst einmal zur Dilatation des rechten Vorhofes mit Ausbildung eines P-dextrokardiale kommt, dann dürfte dies eher ein Zeichen für den kurz bevorstehenden Zusammenbruch der rechtsventrikulären Förderleistung sein.

5.7 Elektrolytveränderungen

Der Einfluß der Elektrolyte *Kalium* und *Calcium* auf das Elektrokardiogramm kann so charakteristisch sein, daß die Diagnose schon aus dem vorab geschriebenen EKG gestellt werden kann, bevor die ge-

Abb. 69. H. K., 76 Jahre alter Patient, der akut an einer massiven beiderseitigen *Lungenarterienembolie* verstarb (durch Sektion bestätigt). Außerdem bestand eine chronische Emphysembronchitis. *Oben* das EKG 24 Tage vor, *unten* das EKG kurze Zeit nach dem akuten Ereignis mit plötzlicher Luftnot und Kreislaufschock.

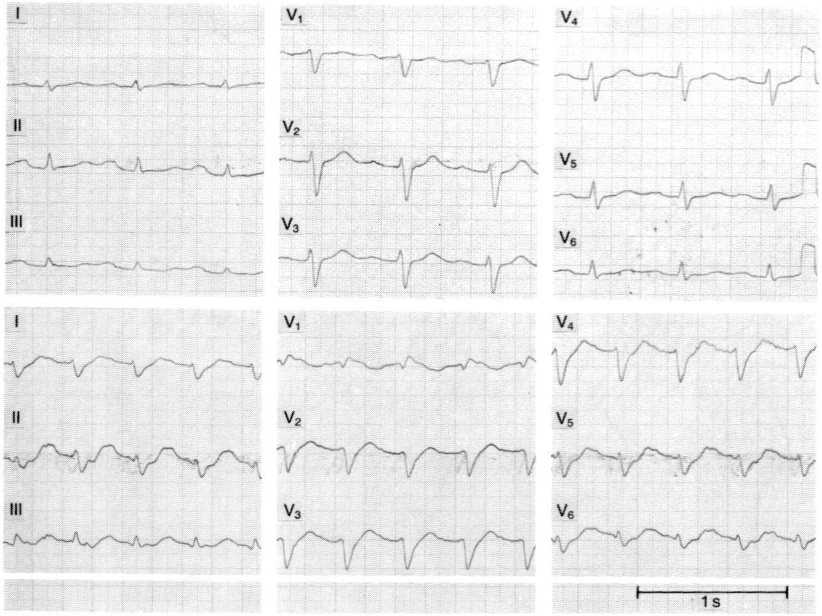

nauen Meßwerte des Labors vorliegen. Andererseits laufen die EKG-Veränderungen den im Serum gemessenen Laborwerten keineswegs immer parallel, so daß das Elektrokardiogramm für die Diagnosestellung von Elektrolytstörungen unzuverlässig ist.

5.7.1 Hypokaliämie

EKG-Kriterien

Bei *geringer Hypokaliämie* ist ST leicht gesenkt, T abgeflacht, und es findet sich eine deutlich positive U-Welle.

Bei *hochgradiger Hypokaliämie* ist ST deutlicher gesenkt, T und U verschmelzen zu einer breitbasigen positiven Welle, der TU-Verschmelzungswelle, wodurch QT vorgetäuscht verbreitert ist (Abb. 70).

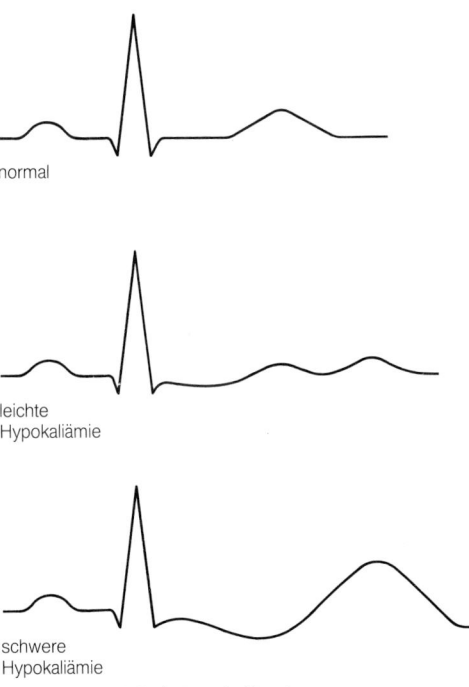

normal

leichte
Hypokaliämie

schwere
Hypokaliämie

Abb. 70. EKG bei Hypokaliämie

Pathophysiologie

Kalium-Ionen sind an den elektrophysiologischen Prozessen der Zellmembranen entscheidend beteiligt (siehe unter 2.2. Elektrische Spannung an der Zellmembran). Durch die unterschiedlichen Ionenkonzentrationen insbesondere von Natrium und Kalium zwischen Intra- und Extrazellulärraum entstehen intra-extrazelluläre Potentialdifferenzen, durch die eine Erregbarkeit der Zelle überhaupt erst möglich wird. Da die Phase der Depolarisation in erster Linie durch den raschen Natriumeinstrom in die Zelle und die Phase der *Repolarisation* durch den langsamen Kaliumausstrom aus der Zelle bestimmt wird, sind Auswirkungen auf das EKG durch Änderungen der Kaliumkonzentration vornehmlich während der Repolarisationsphase – also im ST/T-Abschnitt des EKG – zu erwarten.

Normalerweise beträgt der Konzentrationsunterschied an der Zellmembran für Kalium 150 mval/l im Intrazellulärraum und 3,5 bis 5,5 mval/l im Extrazellulärraum, der Gradient also $150:5 = $ ca. $30:1$ mval/l. Im Falle einer Hypokaliämie wird der *Kaliumgradient* erhöht, z.B. bei einer Hypokaliämie von 3 mval/l auf $150:3 = 50:1$ mval/l, bei einer Hypokaliämie von 2 mval/l auf $150:2 = 75:1$ mval/l. Diese Beispiele zeigen, daß relativ geringe Änderungen des Serumkaliums deutliche Änderungen des Kaliumgradienten an der Zellmembran nach sich ziehen. Entsprechend mehr oder weniger ausgeprägt sind die Kammerendteilveränderungen von ST/T im EKG.

Wesentlich für die Entstehung von EKG-Veränderungen durch eine Hypokaliämie ist also der Kaliumgradient an der Zellmembran. Darum finden sich keine EKG-Veränderungen, wenn bei einer Hypokaliämie auch das intrazelluläre Kalium abnimmt und dadurch der Kaliumgradient unverändert bleibt. Bei einer Hypokaliämie von 3 mval/l müßte das intrazelluläre Kalium auf 90 mval/l abnehmen, damit der normale Kaliumgradient von $30:1$ bestehen bleibt. Im Falle rasch entstehender Hypokaliämien ist darum eher mit EKG-Veränderungen zu rechnen als bei sich langsam entwickelnden Hypokaliämien, weil hierbei genügend Zeit für einen Ausgleich zwischen intrazellulärem und extrazellulärem Kalium besteht.

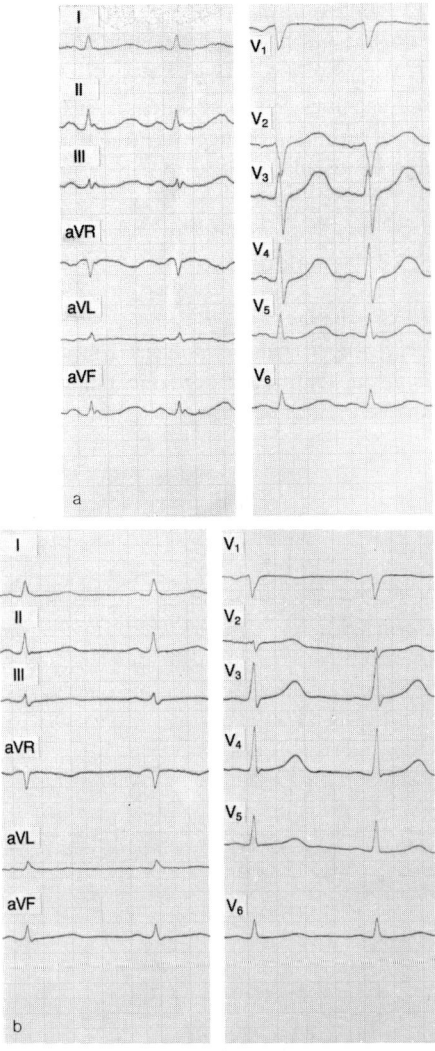

Abb. 71 a, b. Sch. A., 53-jähriger Patient mit *Hypokaliämie* bei anhaltendem Erbrechen durch eine Magenausgangsstenose. **a** EKG bei einem Serumkalium von 2,3 mval/l. QT bei einer Herzfrequenz von 98/min 0,40 s (Sollwert 0,30 + 0,04 s). **b** EKG des gleichen Patienten 2 Tage später nach Kaliumsubstitution. Serumkalium 4,0 mval/l. QT bei einer Herzfrequenz von 64/min 0,4 s (Sollwert 0,38 + 0,04 s)

Elektrokardiogramm (Abb. 71)

Neben den oben beschriebenen Kammerendteilveränderungen mit T-Abflachung, ST-Senkung, Ausbildung einer U-Welle mit TU-Verschmelzungswelle und scheinbarer QT-Verlängerung können multiple Rhythmusstörungen auftreten, insbesondere supraventrikuläre und ventrikuläre Extrasystolen.

5.7.2 Hyperkaliämie

EKG-Kriterien

Bei *geringer Hyperkaliämie* ist T erhöht, bei *hochgradiger Hyperkaliämie* entsteht neben der zunehmenden T-Erhöhung ein plumpes S mit Verbreiterung von QRS (Abb. 72).

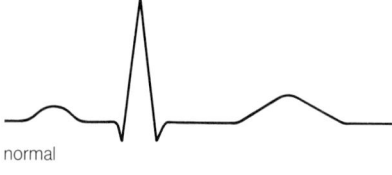

normal

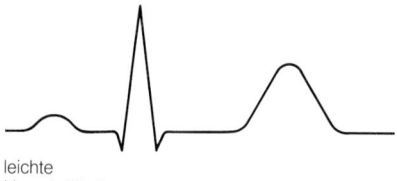

leichte
Hyperkaliämie

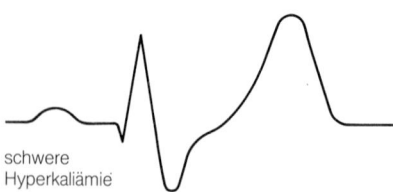

schwere
Hyperkaliämie

Abb. 72. EKG bei Hyperkaliämie

Pathophysiologie

Wie bei der Hypokaliämie (siehe vorher) ist auch bei der Hyperkaliämie der Kaliumgradient zwischen intrazellulärem und extrazellulärem Kalium entscheidend für die Entstehung von EKG-Veränderungen. Der normale Kaliumgradient beträgt bei einem intrazellulärem Kalium von 150 mval/l und einem extrazellulärem Serum-Kalium von 5 mval/l ca. 30:1 mval/l. Eine Erhöhung des Serum-Kalium geht mit einer Abnahme des Kaliumgradienten einher, z.B. bei einem Serum-Kalium von 7,5 mval/l würde der Gradient 150:7,5 mval = 20:1 mval/l betragen. Auch hierbei gilt, daß relativ geringe Zunahmen des Serum-Kalium ein deutliches Absinken des Kaliumgradienten nach sich ziehen. Steigt allerdings das intrazelluläre Kalium bei bestehender Hyperkaliämie ebenfalls an, dann verändert sich der Gradient entsprechend geringer und um so geringer fallen dann die EKG-Veränderungen aus. Prinzipiell ist es auch möglich, daß bei normalem Serum-Kalium das elektrokardiographische Bild einer Hyperkaliämie auftritt, wenn das intrazelluläre Kalium absinkt und dadurch das Kaliumgefälle abnimmt; z.B. intrazelluläres Kalium 100 mval/l und Serum-Kalium 5 mval/l ergibt einen Gradienten von 20:1.

Elektrokardiogramm

Bei geringer Hypoerkaliämie treten spitze, hohe T-Zacken auf, deren Basis nicht verbreitert ist. Diese Veränderungen sind insbesondere in den Brustwandableitungen nachweisbar. Mit zunehmender Hyperkaliämie bildet sich ein breites, plumpes S mit verbreitertem QRS aus. Die ST-Strecke beginnt unterhalb der isoelektrischen Linie und geht in eine hochpositive T-Zacke über. Verschiedene Herzrhythmusstörungen treten auf: supraventrikuläre und ventrikuläre Extrasystolen, Vorhofflattern und Vorhofflimmern, Kammerflattern und Kammerflimmern.

5.7.3 Hypokalzämie

EKG-Kriterien

Bei der Hypikalzämie ist die ST-Strecke bei nicht verändertem T verlängert. Durch die Verlängerung der ST-Strecke wird die QT-Zeit verlängert. (Abb. 73).

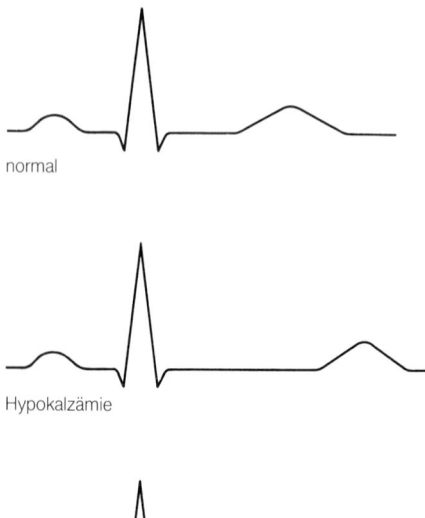

normal

Hypokalzämie

Hyperkalzämie

Abb. 73. EKG bei Hypokalzämie und Hyperkalzämie

Pathophysiologie

Außer den Kationen Na$^+$ und K$^+$ sind auch die Ca^{++}-Ionen an den erregungsbildenden Prozessen der Zellmembranen beteiligt (siehe unter Elektrische Spannung an der Zellmembran), obwohl die Kenntnisse hierüber noch unvollständig sind. Während der langsamen Phase der Repolarisation der Zellmembran strömen K$^+$-Ionen von intra- nach extrazellulär und umgekehrt Ca^{++}-Ionen über die sog. langsamen Calciumkanäle aus dem Extrazellulärraum in den Intrazellulärraum. Da der Caclimtransport in erster Linie während der Phase der Repolarisation stattfindet, so sind bei Zu- oder Abnahme der Calciumkonzentration im Serum auch in dieser Phase der Erregungsrückbildung im EKG Veränderungen zu erwarten, also zur Zeit von ST/T.

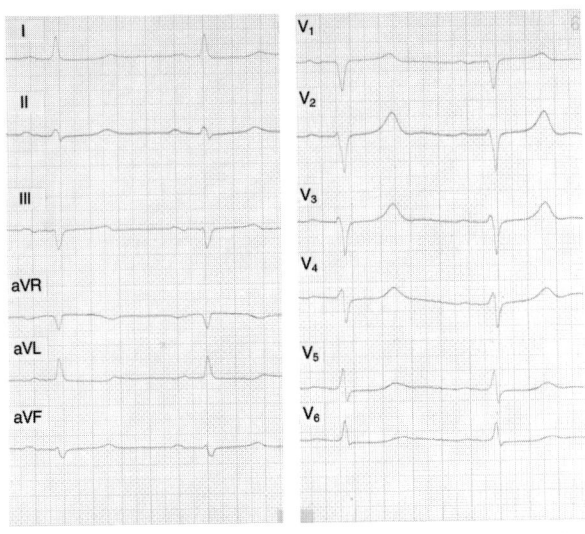

Abb. 74. N. A., 75-jährige Patientin mit *Hypocalcämie* bei Pseudohypopara-thyreoidismus. Serumcalcium 3,0 mval/l. QT bei einer Herzfrequenz von 60/min 0,50 s (Sollwert 0,39 + 0,04 s)

Elektrokardiogramm

Typisch für die Hypokalzämie im EKG ist die QT-Verlängerung durch Verlängerung von ST. Dabei ist T in der Regel unverändert. Die Veränderungen finden sich in nahezu allen Ableitungen (Abb. 74).

5.7.4 Hyperkalzämie

EKG-Kriterien

Bei der Hyperkalzämie ist die ST-Strecke bei nicht verändertem T verkürzt. Durch die Verkürzung der ST-Strecke wird die QT-Zeit verkürzt.

Pathophysiologie

Siehe unter Hypokalzämie.

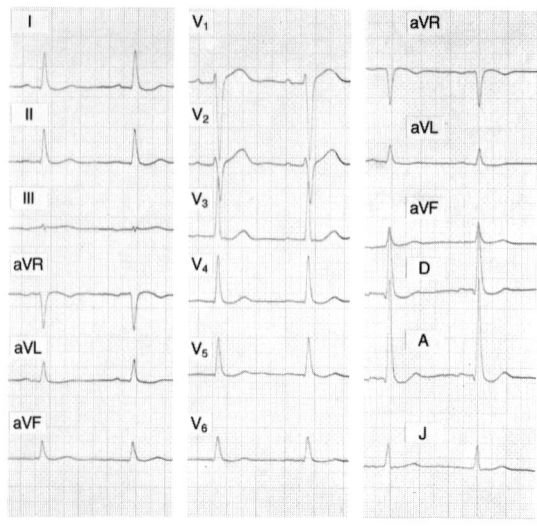

Abb. 75. H. M., 51-jährige Patientin mit *Hypercalcämie* bei Hyperparathyreoidismus durch ein Epithelkörperadenom. Parathormon 4154 E. (Normwert 275–675 E.), Serumcalcium 11,1 mval/l (Normwert 4,5–5,5 mval/l), alkalische Phosphatase im Serum 404 mU/ml

Elektrokardiogramm

Die ST-Strecke ist bei der Hyperkalzämie deutlich verkürzt. Häufig ist die Verkürzung so ausgeprägt, daß T aus dem abfallenden Schenkel von QRS hervorgeht. Aufgrund der Verkürzung von ST ist auch QT verkürzt (Abb. 75).

6. Rhythmusstörungen des Herzens

Zur Diagnostik und Therapieüberwachung von Herzrhythmusstörungen ist das Elektrokardiogramm unentbehrlich geblieben. Man unterscheidet bei den Rhythmusstörungen des Herzens Störungen der *Erregungsbildung* und Störungen der *Erregungsleitung*. Am besten geeignet für die Registrierung von Rhythmusstörungen sind die Extremitätenableitungen II und III sowie die Brustwandableitungen V_1 und Nehb D und Nehb A, weil in diesen Ableitungen die P-Wellen am deutlichsten hervortreten.

Zur besseren Verdeutlichung der Rhythmusstörung kann man die in Abb. 76 dargestellte Schemazeichnung verwenden.

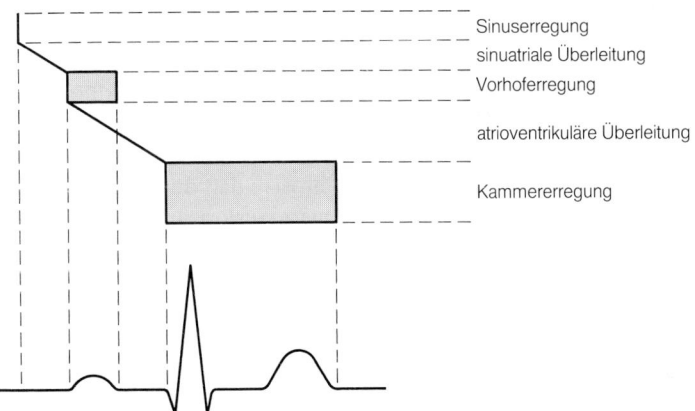

Abb. 76. Schematische Darstellung der Erregungsbildung und Erregungsleitung im EKG

6.1 Entstehung tachykarder Rhythmusstörungen

Für die Auslösung und Unterhaltung von tachykarden Rhythmusstörungen des Herzens werden verschiedene Ursachen diskutiert: die Fokusbildung und die kreisende Erregung.

6.1.1 Fokusbildung

Nach der *Fokustheorie* wird die Neubildung von einem oder multiplen Foci angenommen, die hochfrequente Impulse an das angrenzende Gewebe des Herzens abgeben und die von den jeweils benachbarten Zellen weitergeleitet werden. Dieses pathogenetische Prinzip stellt also die Bedeutung des ektopischen Fokus für die Ausbildung tachykarder Rhythmusstörungen des Herzens in den Vordergrund.

Gestützt wird die Fokustheorie u.a. durch die Untersuchungen von Scherf und Mitarbeitern [13, 14]:

Scherf hat durch Injektion von Akonitin in die Vorhofwand des Herzens bei Hunden Vorhoftachykardien bzw. Vorhofflimmern ausgelöst. Wurde die Injektionsstelle vom übrigen Vorhof abgeklemmt, so bildete sich die Rhythmusstörung sofort zurück, und es trat wieder ein Sinusrhythmus auf. Nach Lösen der Klemme war innerhalb weniger Sekunden wieder die Vorhoftachykardie nachweisbar. Das gleiche ließ sich auch durch Temperaturänderungen an der Injektionsstelle erzielen. Abkühlung des „Fokus" beseitigte die Tachykardie, Wiedererwärmung führte zum erneuten Auftreten der Vorhoftachykardie bzw. von Vorhofflimmern. Aus diesen Beobachtungen haben Scherf und Mitarbeiter geschlossen, daß durch Akonitin ein Fokus gebildet wird, der das Flimmern auslöst und unterhält. An Einzelfasern konnte später Schmidt [20] nachweisen, daß Akonitin tatsächlich die einzelne Myokardzelle in einen Fokus umwandeln kann.

Die Entstehung eines Fokus kann durch eine gesteigerte Automatie oder durch die Ausbildung von diastolischen Nachpotentialen (getriggerte Aktivität) erklärt werden:

Unter normalen physiologischen Bedingungen ist der Sinusknoten mit dem typischen Aktionspotential mit steiler spontaner diastolischer Depolarisation der primäre oder nomotope Schrittmacher des Herzens. Unter pathologischen Veränderungen am Herzen können andere Zellen des Herzgewebes (meist aus dem spezifischen Erregungsleitungssystem) einen Funktionswandel durchmachen: an den Aktionspotentialen dieser Zellen entwickelt sich ebenfalls die für Schrittmacherzellen typische spontane diastolische Depolarisation. Je steiler diese spontane diastolische Depolarisation ist, umso schneller wird das Schwellenpotential für die Auslösung des Aktionspotentials erreicht und umso höher wird die Spontanfrequenz dieser Zellen sein. Liegt die Spontanfrequenz über der des Sinusknotens, dann übernimmt dieses neue Zentrum mit *gesteigerter Automatie* die Führung als Impulsgeber. Wird der Sinusknoten nur für eine einzelne Erregung von dem neuen Automatiezentrum eingeholt, so entsteht nur eine sog. heterotope Erregung bzw. Extrasystole. Wird der Sinusknoten längere Zeit durch das schnellere Automatiezentrum in der Führung des Herzens ausgeschaltet, so liegt ein heterotoper Rhythmus vor.

Außer der gesteigerten Automatie ist die *Ausbildung von diastolischen Nachpotentialen* für die Entstehung von Fokusherden von Bedeutung. Es handelt sich hierbei um eine Störung der Zelle in der Zeit nach der Repolarisation. In dieser Phase werden unter meist ebenfalls pathologischen Bedingungen (Digitalisintoxikation, Hypoxie) Nachpotentiale ausgelöst. Diese Nachpotentiale können der Ursprung einer oder mehrerer neuer vorzeitiger Erregungswellen für das ganze Herz werden, wenn das Nachpotential groß genug ist, um das Reizschwellenpotential der Nachbarzellen zu erreichen. Im Elektrokardiogramm finden sich solche Nachpotentiale bzw. Spätpotentiale während der ST-Strecke, der T-Welle oder des diastolischen Intervalls. Sie sind allerdings im normalen Elektrokardiogramm nicht erkennbar und lassen sich nur mit extrem hochverstärkenden Aufzeichnungsgeräten sichtbar machen. Hierbei sind zusätzlich spezielle Signalverarbeitungstechniken (Signalmittelung) notwendig, um das bei hoher Verstärkung unvermeidbare „Rauschen" abzuschwächen.

6.1.2 Kreisende Erregung

Die kreisende Erregung (circus movement, Wiedereintritt, re-entry) gilt heute als gut fundierte theoretische Grundlage für die Pathophysiologie zahlreicher tachykarder Herzrhythmusstörungen. Eine kreisende Erregung entsteht im Herzgewebe, wenn ein Erregungsimpuls eine Erregungsbahn durchläuft, auf einer anderen Erregungsbahn umkehrt und in die gleiche, zuvor durchlaufene Bahn wiedereintritt (re-entry). Die Erregung beschreibt dabei einen Kreis. Die Kreisbahn kann einmal oder mehrfach durchlaufen werden. Bei einmaligem Umlauf auf der Kreisbahn entsteht nur eine vorzeitig einfallende heterotope Erregung (Extrasystole), bei mehrfachem oder fortlaufendem Kreisen der Erregung entsteht ein schneller heterotoper Rhythmus (supraventrikuläre oder ventrikuläre Tachykardie).

Für die Ausbildung einer kreisenden Erregung müssen bestimmte Voraussetzungen erfüllt sein (Abb. 77): Die *Erregungsleitung* muß *in beiden Richtungen,* also antegrad und retrograd, möglich sein. Diese Voraussetzung ist beim Reizleitungsgewebe des Herzens gegeben.

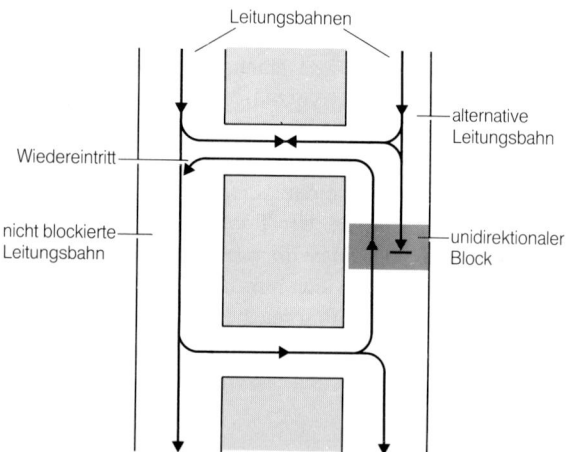

Abb. 77. Kreisende Erregung durch die Ausbildung eines antegraden unidirektionalen Blocks. Die Erregung wird antegrad blockiert, retrograd jedoch weitergeleitet

Eine *akzessorische oder alternative Leitungsbahn* muß vorhanden sein, auf der die Erregung umkehren kann, um die ursprüngliche Leitungsbahn wieder zu erreichen. *Unterschiedliche Refraktärzeiten und/oder unterschiedliche Leitungsgeschwindigkeiten* verschiedener benachbarter oder auch entfernter Leitungsbahnen begünstigen das Kreisen der Erregung. Wird die eine Leitungsbahn von der Erregung schneller durchlaufen als die alternative Leitungsbahn, so erreicht die schneller geleitete Erregung die Kreisbahn früher. Sind zusätzlich die Refraktärzeiten so verändert, daß die schneller geleitete Erregung auf nicht mehr refraktäres Gewebe trifft, dann sind günstige Voraussetzungen für das Kreisen der Erregung geschaffen. Ein *unidirektionaler Block* liegt vor, wenn die Erregungsleitung in einer Richtung blockiert ist. Die Blockierung kann in antegrader oder retrograder Richtung erfolgen. Bei antegrader unidirektionaler Blockierung werden nur retrograde Erregungen weitergeleitet, bei retrograder unidirektionaler Blockierung passieren nur die antegraden Erregungen. Der unidirektionale Block kann vollständig oder unvollständig sein. Bei unvollständiger Blockierung wird die Erregung infolge einer von Zelle zu Zelle zunehmenden Minderung des Aktionspotentials nur stark verzögert weitergeleitet (decremental conduction oder verebbende Erregungsleitung). Liegt ein unidirektionaler antegrader Block in der akzessorischen bzw. alternativen Leitungsbahn vor (Abb. 77), dann wird diese Stelle von der Erregung der nicht blockierten Leitungsbahn erreicht und retrograd weitergeleitet, bis sie schließlich zu der ursprünglichen nicht blockierten Leitungsbahn zurückkehrt und in eine Kreisbahn eintreten kann. Die gleiche Erregungswelle kann also immer wieder in diese Kreisbahn eintreten und durch die Weiterleitung der Erregung an die Umgebung schnelle Vorhof- oder Kammeraktionen des Herzens auslösen. Voraussetzung dafür ist aber, daß das *Gewebe proximal des unidirektionalen Blocks wiedererregbar* ist – das heißt, daß die Refraktärphase in diesem Gebiet abgeklungen ist.

Das *therapeutische Prinzip* zur Beendigung der durch re-entry ausgelösten Tachykardien muß darauf ausgerichtet sein, das Kreisen der Erregung zu unterbrechen. Dies kann durch pharmakologische Substanzen, mit verschiedenen Stimulationsverfahren oder durch die operative Unterbrechung akzessorischer Leitungsbahnen z. B. beim Praeexzitationssyndrom erreicht werden (Tabelle 15).

Tabelle 15. Antiarrhythmika

Gruppe	Chemische Kurzbezeichnung	Handelsname	Hersteller	Dosierung/24 h		Handelsform Tbl./Drg./ Kaps./Amp.	Wirkungs- ort
				Akut i.v.	Chronisch p.o.		
I A	Chinidin	Chinidin-Duriles®	Astra	–	2 × 0,25–0,5 g	1 Tbl. 0,25 g	Vorhof und Ventrikel
	Ajmalin	Gilurytmal®	Giulini	50 mg (5–10 mg/min)	3–5 × 50–100 mg	1 Drg. 50/100 mg 1 Amp. (2/10 ml) 50 mg	
	Prajmalium-bitartrat	Neo-Gilu-rytmal®	Giulini	–	3–4 × 20 mg	1 Tbl. 20 mg	
	Disopyramid	Rythmodyl®	Roussel	2 mg/kg in 5 min anschl. 0,4 mg/kg u. h als Infusion	3 × 100– 4 × 200 mg	1 Kps. 100/200 mg (Rythmodul)	
		Norpace®	Searle	–		1 Amp (5 ml) 50 mg. (Rythmodul) 1 Kps. 100/150 mg (Norpace) 1 Amp. (1 ml) 20 mg (Norpace)	
		Rythmodul® retard	Roussel	–	2 × 250 mg	1 Tbl. 250 mg	
	Flecainid*	Tambocor®	Kettelhack-Riker	50 mg/> 5 min 200–400 mg/ 24 h Nur mit chlorid-freier Glucose-lösung	2 × 100– 200 mg	1 Tbl. 100 mg 1 Amp. 50 mg (5 ml)	

Procainamid	Novocamid®	Hoechst	0,2–1 g (0,1 g/min)	2–4 × 0,5–1 g	1 Drg. 0,25 g 1 Fl. (10 ml) 1 g	Ventrikel
	Procainamid-Duriles®	Astra			1 Tbl. 0,5 g (P-Duriles)	
	Propafenon*	Rytmonorm®	Knoll	35–70 mg/5 min	3 × 150–300 mg	1 Tbl. 150/300 mg 1 Amp. (20 ml) 70 mg
I B	Lidocain	Xylocain®	Astra	50–100 mg u. 2–4 mg/min	–	1 Amp. (5 ml) 100 mg/1 g
	Aprindin	Amidonal®	Madaus	20 mg	1–2 × 50 mg	1 Kps. 50 mg 1 Amp. (20 ml) 200 mg
	Diphenyl-hydantoin bzw.	Phenhydan®	Desitin	125–250 mg 25 mg/min	3 × 100 mg	1 Amp. (5 ml) 250 mg (Phenhydan) 1 Amp. (5 ml) 250 mg (Epanutin)
	Phenytoin	Zentropil® Epanutin®	Nordmark Parke-Davis			1 Tbl. 100 mg (Zentropil) 1 Kps. 100 mg (Epanutin)
	Lorcainid*	Remivox®	Janssen	10–20 mg/min bis 200–300 mg	2–3 × 100 mg	1 Tbl. 100 mg 1 Amp. (10 ml) 100 mg
	Mexiletin	Mexitil®	Boehringer-Ingelheim	125–250 mg/5 min u. 500–1000 g/24 h	2–3 × 100–200 mg	1 Kps. 100/200 mg 1 Amp. (10 ml) 250 mg
	Tocainid	Mexitil®Depot		–	2 × 360 mg	1 Kps. 360 mg
		Xylotocan®	Astra	–	3 × 400 mg	1 Tbl. 400 mg
II	Betarezeptoren-blocker	s. Betarezeptorenblocker				AV-Knoten (Ventrikel)

Tabelle 15. (Fortsetzung)

Gruppe	Chemische Kurzbezeichnung	Handelsname	Hersteller	Dosierung/24 h Akut i. v.	Chronisch p. o.	Handelsform Tbl./Drg./Kaps./Amp.	Wirkungsort
III	Amiodaron	Cordarex®	Labaz	–	3 × 200 mg 8–10 Tage, dann 1 × 200 mg	1 Tbl. 200 mg	Vorhof und Ventrikel
	Sotalol	Solalex®	Bristol	1,5 mg/kg i. v. als Einzeldosis = 105 mg/70 kg i. v. 0,2 mg/kg u. h i. v. als Dauerinfusion = 14,0 mg/70 kg u. h = 168,0 mg/70 kg u. 12 h	1 × 80–320 mg	1 Tbl. 80/160 mg 1 Amp. 20/40/80 mg	
IV	Diltiazem	Dilzem®	Gödecke	–	3 × 60–120 mg	1 Tbl. (Retard) 60 mg	AV-Knoten
	Verapamil	Isoptin®	Knoll	5 mg	3 × 40–160 mg	1 Drg. 40/80 mg 1 Amp. (2 ml) 5 mg	

* schwierig einzuteilende Antiarrhythmika (s. Text)

6.2 Störungen der Erregungsbildung

Störungen der Erregungsbildung können vom Sinusknoten ausgehen = *nomotope Erregungsbildungsstörungen*, oder von einem anderen sekundären oder tertiären Erregungsbildungszentrum ihren Ursprung nehmen = *heterotope Erregungsbildungsstörungen.*

6.3 Nomotope Erregungsbildungsstörungen

Das primäre Zentrum der Erregungsbildung ist der Sinusknoten. Störungen der Erregungsbildung gehen darum in erster Linie vom Sinusknoten aus. Diese vom Sinusknoten ausgehenden Erregungsbildungsstörungen werden nomotope Erregungsbildungsstörungen genannt (Tabelle 16). Dazu zählen die Sinustachykardie mit Herzfrequenzen mit mehr als 100 pro min die Sinusbradykardie mit Fre-

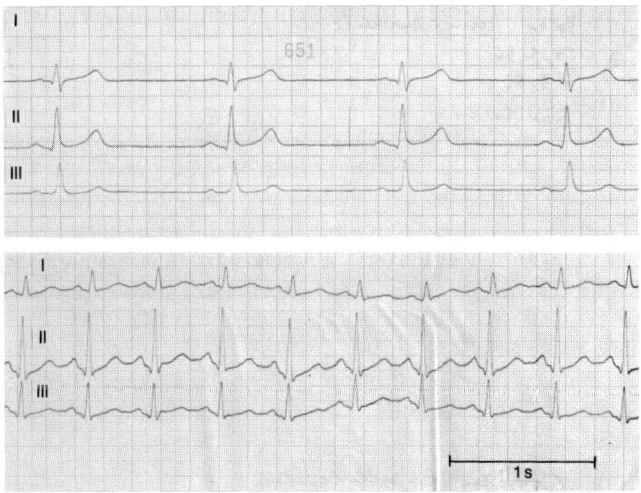

Abb. 78. *Sinusbradykardie* mit einer Frequenz von 51/min *(oben)* bei einem 17-jährigen trainierten Sportler (Tennis) und *Sinustachykardie* mit einer Frequenz von 128/min *(unten)* bei einem 20-jährigen Patienten mit hyperkinetischem Herzsyndrom

Tabelle 16. Nomotope Erregungsbildungsstörungen

1. Sinustachykardie (HF > 100/min)
2. Sinusbradykardie (HF < 60/min)
3. Sinusarrhythmie
   z. B. respiratorische Arrhythmie
4. Sinusknotensyndrom = sick sinus syndrome

quenzen von weniger als 60 pro min (Abb. 78), die Sinusarrhythmie, zum Beispiel die respiratorische Arrhythmie bei Jugendlichen und das Sinusknotensyndrom.

6.3.1 Sinusknoten-Syndrom

Der Begriff des Sick-Sinus-Syndroms oder Sinusknoten-Syndroms wurde 1967 von Lown [10] geprägt. Diese Herzrhythmusstörung hat – wie der Name schon sagt – ihren Ursprung im Sinusknoten. Synonyma: sick sinus syndrome, Syndrom des kranken Sinusknotens, Syndrom der Sinusknotendysfunktion, Bradykardie-Tachykardie-Syndrom.

EKG-Kriterien

Ein Sinusknoten-Syndrom liegt vor, wenn ausgeprägte Sinusarrhythmien, sinuatriale Blockierungen, persistierende Sinusbradykardien, Sinusknotenstillstand mit Asystolie oder sekundärem bzw. tertiärem Ersatzrhythmus oder tachykarde und bradykarde supraventrikuläre Rhythmusstörungen einander abwechseln, z. B. Vorhoftachykardien, Vorhofflattern, Vorhofflimmern, supraventrikuläre Extrasystolen.

Pathophysiologie

Bei der ganz überwiegenden Anzahl von Patienten mit Sinusknoten-Syndrom liegt eine nutritive Versorgungsstörung des Sinusknotens bei stenosierender Koronarsklerose vor. Dafür spricht, daß das Sinusknoten-Syndrom gehäuft im höheren Lebensalter vorkommt, seltener bei jüngeren Menschen. Der Sinusknoten wird von einer kleinen Arterie, der Sinusknotenarterie arteriell versorgt, die in 70% der Fälle beim Menschen aus der rechten Koronararterie hervorgeht und in nur 30% der Fälle als kleiner Seitenast aus der linken Koronararterie entspringt. Dies erklärt auch, warum beim akuten Hinterwandinfarkt mit Verschluß der rechten Koronararterie häufig eine Sinusbradykardie beobachtet wird.

Die nutritive und O_2-Mangelversorgung des Sinusknotens führen zu Änderungen im Ablauf der diastolischen Spontandepolarisation der Einzelfaserpotentiale des Sinusknotens mit den beschriebenen bradykarden und/oder tachykarden Erregungsbildungsstörungen des Sinusknotens. Sind auch die sinuatrialen Leitungsbahnen von der Schädigung betroffen, so treten zusätzlich oder auch isoliert sinuatriale Blockierungen auf.

Elektrokardiogramm (Abb. 79)

Das elektrokardiographische und klinische Bild wird geprägt durch die vom Sinusknoten ausgehenden Erregungsbildungs- und Erregungsleitungsstörungen.

Diagnose

Die Diagnose kann häufig aus den anamnestischen Angaben und den wiederholten Aufzeichnungen des Oberflächen-Elektrokardiogramms gestellt werden. Falls dies für eine Diagnosestellung nicht ausrreicht, werden weitere Untersuchungen durchgeführt: ein Langzeit-EKG über 24 Stunden, ein Belastungs-EKG (ungenügender Frequenzanstieg während der bradykarden Phasen), der Atropin-Test (s. unter 6.3.2 Atropin-Test) oder die Messung der Sinusknotenerholungszeit, die beim Sinusknoten-Syndrom verlängert ist (s. unter 6.3.3 Sinusknotenerholungszeit). Mit dem His-Bündel-Elektrogramm kann eine zusätzliche atrioventrikuläre Leitungsverzögerung aufgedeckt werden (s. unter 2.11 His-Bündel-Elektrogramm).

6.3.2 Atropin-Test

Atropin führt als Vagolytikum beim Gesunden zu einem deutlichen Frequenzanstieg: nach Gabe von 0,5–2 mg i. v. sollte der Anstieg der Herzfrequenz ca. 50% des Ausgangswertes betragen. Ein Frequenzanstieg, der unter 25% des Ausgangswertes liegt bzw. absolut von weniger als 90 min ist pathologisch und gilt als Hinweis für das Vorliegen eines Sinusknoten-Syndroms.

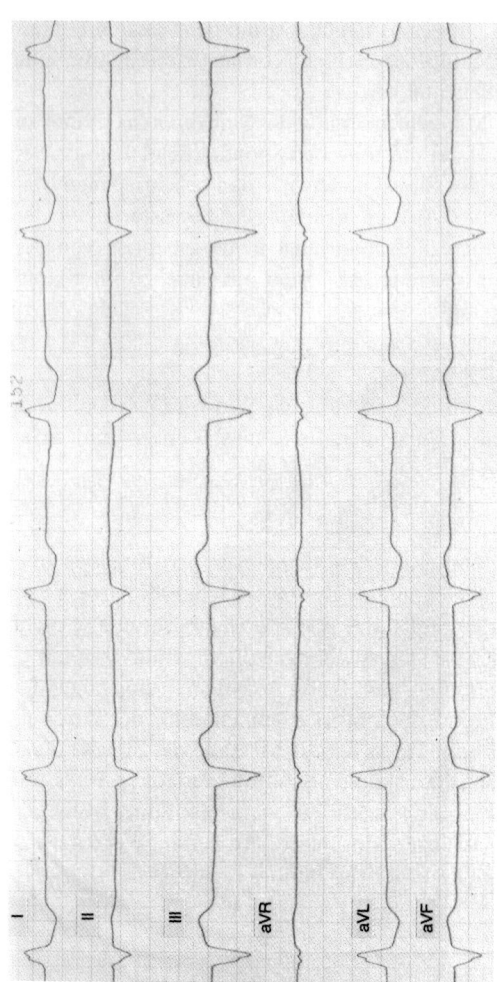

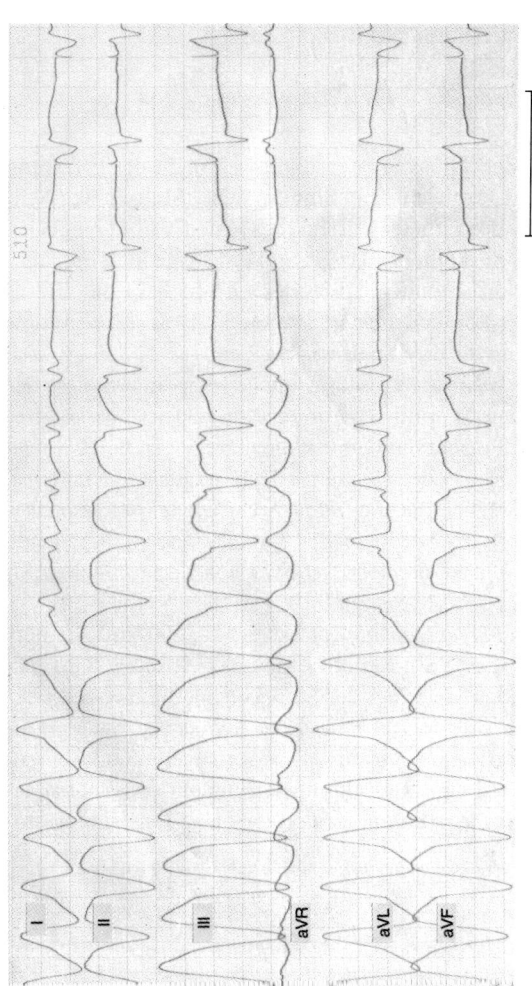

Abb. 79. Sch. H., 79-jährige Patientin mit Bradykardie-Tachykardie-Syndrom bzw. *Sinusknotensyndrom* bei koronarer Herzkrankheit. Oben Sinusrhythmus mit einer Frequenz von 49/min, Linksschenkelblock. Unten Tachykardie mit einer Frequenz von 150–200/min. Nach Beendigung der tachykarden Phase Einsetzen eines passageren Herzschrittmachers

117

6.3.3 Sinusknotenerholungszeit

Synonyma: SEK oder SRT = sinus recoverytime

Die *Bestimmung* der Sinusknotenerholungszeit dient der Erfassung von Reizbildungsstörungen im Sinusknoten (Sinusknoten-Syndrom). Ein Elektrodenkatheter wird in den rechten Vorhof möglichst in die Nähe des Sinusknotens plaziert und mit steigenden Frequenzen stimuliert. Man beginnt mit Frequenzen oberhalb des Eigenrhythmus des Patienten und steigert um jeweils 10 Schläge/min bis ca. 140 Schläge/min für die Dauer von ca. 2 min.

Die *Sinusknotenerholungszeit* ist das zeitliche Intervall zwischen der letzten, durch einen Schrittmacherimpuls ausgelösten Vorhoferregung und der ersten spontanen Sinusknotenerregung. Da die Sinusknotenerholungszeit von der spontanen Herzfrequenz abhängig ist, bestimmt man zusätzlich die sog. *frequenzkorrigierte Sinusknotenerholungszeit* (CSRT): Es wird die der Stimulation vorausgehende spontane Periodendauer der Herzfrequenz von der ermittelten Sinusknotenerholungszeit abgezogen.

Die *normale Sinusknotenerholungszeit* beträgt ca. 1000 ms; die normale frequenzkorrigierte Sinusknotenerholungszeit 260 ± 98 ms. *Pathologisch* ist eine Verlängerung der Sinusknotenerholungszeit über 140% des RR-Intervalls in Ruhe bzw. der frequenzkorrigierten Sinusknotenerholungszeit über 400 ms. Eine verlängerte Sinusknotenerholungszeit beweist eine Reizbildungsstörung im Sinusknoten, eine normale Sinusknotenerholungszeit schließt eine Reizbildungsstörung nicht aus.

6.4 Heterotope Erregungsbildungsstörungen

Als heterotope Erregungsbildungsstörungen werden alle die Störungen der Reizbildung bezeichnet, bei denen andere Zentren als der Sinusknoten die Führung der Herzkammern übernehmen (Tabelle 17). Dazu zählen der AV-Knoten-Rhythmus und andere Ersatzrhythmen, die Extrasystolen und die Ersatzsystolen.

Tabelle 17. Heterotope Erregungsbildungsstörungen

1. Ersatzrhythmen:
   AV-Knotenrhythmus
   His-Bündel-Rhythmus
   Kammerersatzrhythmus (Tawara-Schenkel, Purkinjefasern)

2. Extrasystolen

3. Ersatzsystolen

4. Vorhofflimmern
   Vorhofflattern

5. Kammerflattern
   Kammerflimmern

6.4.1 AV-Knoten-Rhythmus

Bei einem Ausfall des Sinusknotens oder einem Nachlassen der Si-
nusknotentätigkeit mit zu starkem Absinken der Sinusfrequenz übernimmt der AV-Knoten die Erregungsbildung für das Herz mit einer
Eigenfrequenz von 40–60 min.

EKG-Kriterien
Bei unveränderten Kammererregungen (QRS, ST, T) finden sich
negative P-Wellen, die QRS vorangehen (oberer AV-Knoten-
Rhythmus), QRS nachfolgen (unterer AV-Knoten-Rhythmus) oder
im QRS verborgen sind (mittlerer AV-Knoten-Rhythmus) (Abb.
80–82).

Pathophysiologie
Die Zellen des AV-Knotens liegen anatomisch am Boden des rechten Vorhofs an der Vorhofkammergrenze medial neben der Trikuspidalklappe. Erregungen, die vom AV-Knoten ausgehen, erreichen also die Herzkammern auf dem normalen antegraden Weg über das
His-Bündel und die Tawara-Schenkel; die Vorhöfe werden hingegen
retrograd erregt. Die Konfiguration der Kammererregung (QRS, ST,
T) bleibt daher unverändert, die P-Welle wird negativ (Ableitungen
II, III und aVF). Je nach Sitz des sekundären Erregungsbildungszen-

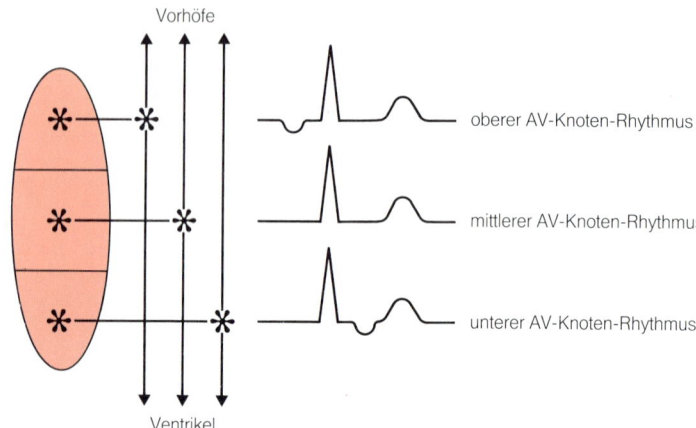

Abb. 80. Schematische Darstellung der verschiedenen AV-Knoten-Rhythmen

trums im oberen oder unteren AV-Knoten geht das negative P dem QRS voraus oder es folgt dem QRS nach. Diese Stellung des P zum QRS ist durch die unterschiedlich langen Leitungswege vom oberen bzw. unteren AV-Knoten zu den Vorhöfen und den Kammern bedingt. Geht die Erregungsbildung vom mittleren AV-Knoten aus, dann sind die Leitungswege zu den Vorhöfen und den Kammern etwa gleich lang, so daß Vorhöfe und Kammern zur gleichen Zeit erregt werden und damit P und QRS zusammenfallen. In der Regel ist dabei kein P zu erkennen.

Mehr noch als im AV-Knoten selbst sind die Zellen der Verbindungszone, insbesondere zum tiefer gelegenen His-Bündel, zur spontanen diastolischen Depolarisation und damit zur Schrittmacherfunktion fähig. Man spricht darum auch von einem *junktionalen Ersatzrhythmus* bzw. AV-junktionalen Rhythmus (junctional rhythm; junction = Verbindung).

Elektrokardiogramm

Ein negatives P in II, III und aVF, angedeutet auch in I, das QRS mit verkürztem PQ vorangeht oder direkt nach QRS folgt. Bei vorange-

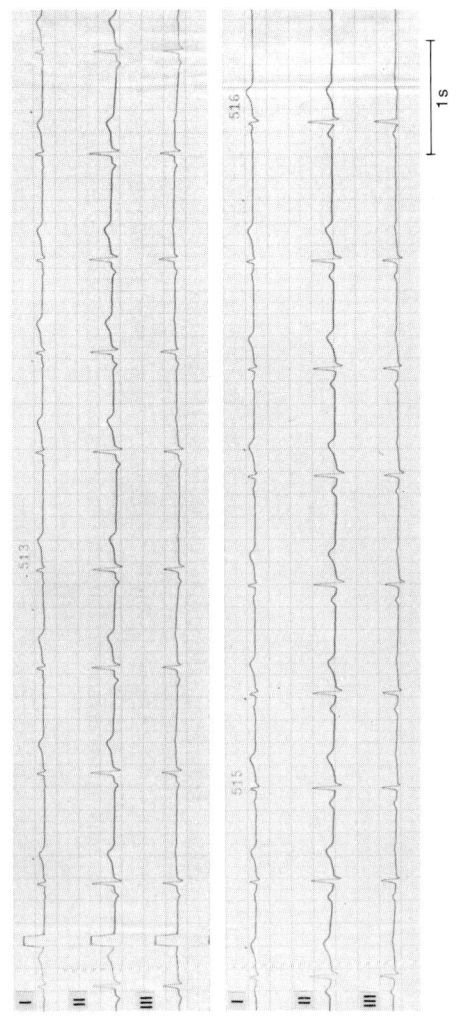

Abb. 81. R. K., 20-jähriger Patient mit schwerer Bronchopneumonie. Oberer *AV-Knoten-Rhythmus* mit einer Frequenz von 60–70/min *(oben).* 5 Tage später normaler Sinusrhythmus *(unten)*

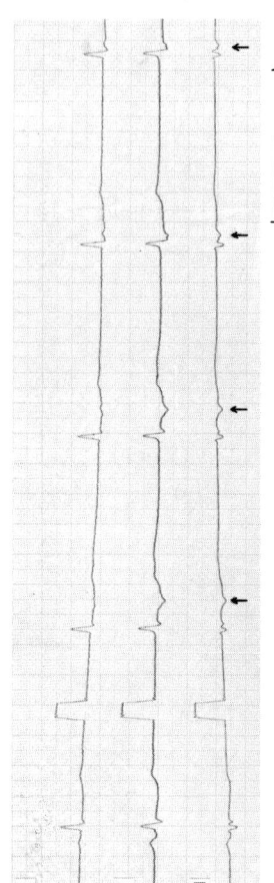

Abb. 82. St. E., 82-jährige Patientin mit koronarer Herzkrankheit und Zustand nach Vorderwandinfarkt des Herzens. Unterer *AV-Knoten-Rhythmus*. Die Pfeile markieren die retrograd erregten Vorhöfe. Der unterschiedliche Abstand der negativen P-Wellen von der vorangehenden Kammererregung weist auf einen Wechsel des Erregungsbildungszentrums im AV-Knoten hin (sog. wandernder Schrittmacher). Die erste Kammererregung wurde normal ausgelöst

hendem P ist die PQ-Zeit auf 0,12 s oder weniger verkürzt. QRS ist nicht verändert.

6.4.2 His-Bündel-Rhythmus

Geht die heterotope Reizbildung vom His-Bündel aus, so liegt ein His-Bündel-Rhythmus vor, der im Elektrokardiogramm kaum von einem unteren AV-Knoten-Rhythmus zu unterscheiden ist. Im intrakardialen EKG ist zu erkennen, daß der Kammererregung ein H-Potential vorangeht.

6.4.3 Kammerersatzrhythmus

Bei einem Versagen der primären und sekundären Erregungsbildungszentren oder einer totalen AV-Blockierung unterhalb der sekundären Automatiezentren kommt es entweder zur tödlichen Asystolie oder es fällt ein tertiärer Kammerersatzrhythmus mit Frequenz von 30 bis 40/min ein. Liegt das tertiäre heterotope Reizbildungszentrum im rechten Tawara-Schenkel, dann wird der linke Ventrikel auf muskulärem Wege verspätet und aberrierend erregt, so daß das Bild eines Linksschenkelblocks entsteht. Umgekehrt wird das elektrokardiographische Bild eines Rechtsschenkelblocks ausgebildet, wenn die Erregung vom linken Tawara-Schenkel ihren Ausgang nimmt.

6.4.4 Extrasystolen

Extrasystolen sind vorzeitig einfallende Erregungen des Herzens. Sie sind die häufigsten Herzrhythmusstörungen und treten bei jedem

Tabelle 18. Verschiedene Extrasystolen (nach dem Ursprungsort)

---

1. Supraventrikuläre Extrasystolen
   a) Sinusknoten-Extrasystolen
   b) Vorhofextrasystolen
   c) AV-Knoten-Extrasystolen

2. Ventrikuläre Extrasystolen

Tabelle 19. Unterscheidung von Extrasystolen (ES)

Bezeichnung	Kriterium	EKG
Supraventrikulär	Ursprung oberhalb des His-Bündels	
Ventrikulär	Ursprung im His-Bündel oder darunter	
Bigeminus	Nach jeder normalen Erregung 1 ES	
Trigeminus	Nach jeder normalen Erregung 2 ES	
Quadrigeminus	Nach jeder normalen Erregung 3 ES	
2:1 Extrasystolie	Nach 2 normalen Erregungen folgt jeweils 1 ES	
3:1 Extrasystolie	Nach 3 normalen Erregungen folgt jeweils 1 ES	
4:1 Extrasystolie	Nach 4 normalen Erregungen folgt jeweils 1 ES	
usw.		
Monomorphe ES	ES gleicher Form	
Polymorphe ES	ES verschiedener Form	
Monotope ES	ES gleichen Ursprungs	
Polytope ES	ES ungleichen Ursprungs	

Menschen auf. Je nach Ursprungsort, Häufigkeit und Morphologie der Extrasystolen werden verschiedene Formen unterschieden (Tabellen 18 und 19).

6.4.4.1 Supraventrikuläre Extrasystolen

Die supraventrikulären Extrasystolen sind vorzeitig einfallende Erregungen, die ihren Ursprung oberhalb des His-Bündels haben. Die vorzeitige Erregung kann ihren Ausgang von Sinusknoten, vom Reizleitungsgewebe des Vorhofs oder vom AV-Knoten nehmen (Tabelle 19). Das Gemeinsame dieser Extrasystolen ist, daß QRS nicht verbreitert ist (Abb. 83).

Sinusknoten-Extrasystolen
Bei einer vorzeitigen Erregungsbildung im Sinusknoten entsteht eine Vorhof- und Kammeraktion im EKG, die sich formal nicht von einer normalen Erregung unterscheidet. Einziges Unterscheidungsmerkmal ist die Vorzeitigkeit. Die *Pause nach der Extrasystole* entspricht einem normalen Intervall (Abb. 84). Häufig kann man eine Sinus-

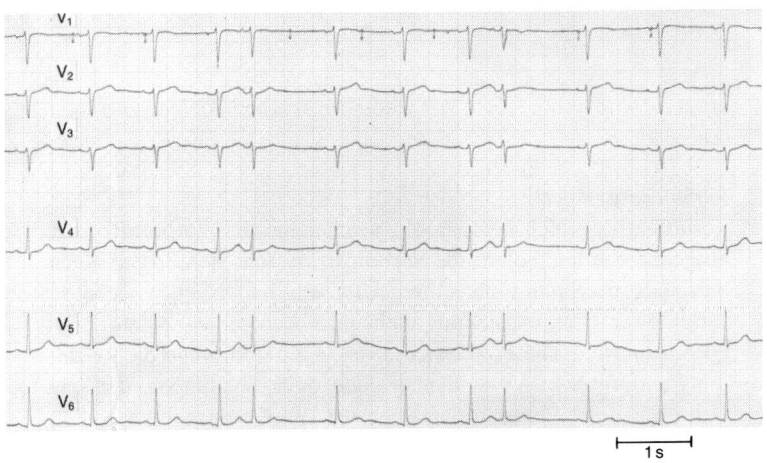

Abb. 83. E. B., 53-jährige Patientin mit Diabetes mellitus. Im EKG *supraventrikuläre Extrasystolie* (5. und 9. Kammererregung)

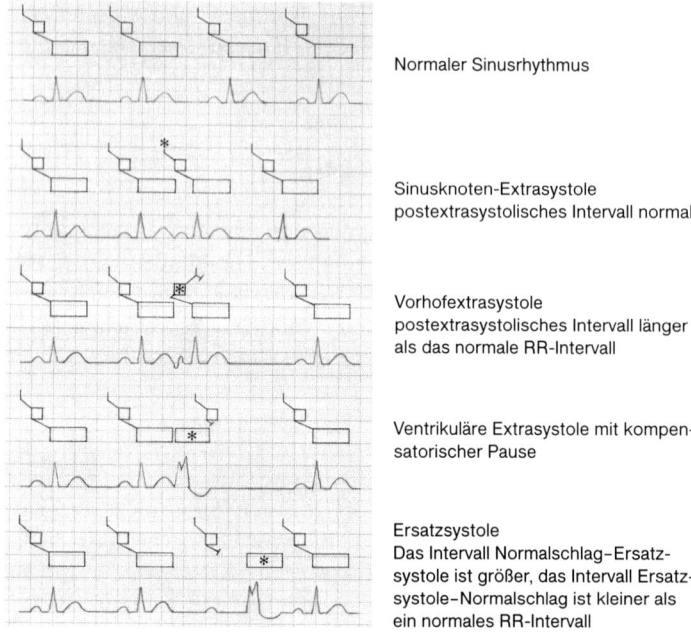

Normaler Sinusrhythmus

Sinusknoten-Extrasystole
postextrasystolisches Intervall normal

Vorhofextrasystole
postextrasystolisches Intervall länger
als das normale RR-Intervall

Ventrikuläre Extrasystole mit kompen-
satorischer Pause

Ersatzsystole
Das Intervall Normalschlag–Ersatzsystole ist größer, das Intervall Ersatzsystole–Normalschlag ist kleiner als
ein normales RR-Intervall

Abb. 84. Unterschiede zwischen verschiedenen Extrasystolen und Ersatzsystolen

knoten-Extrasystolie nicht von einer Sinusknoten-Arrhythmie unterscheiden.

Vorhofextrasystolen

Vorhofextrasystolen können von jeder Stelle des Vorhofmyokards
ausgelöst werden. Sofern die Vorhofextrasystole nicht in der Nach-
barschaft des Sinusknotens ihren Ursprung haben, ist *P* wegen der
veränderten Erregungsleitung mehr oder weniger stark deformiert,
QRS ist normal. Die *PQ-Zeit* kann verlängert sein, wenn die Reizbildung entfernt vom AV-Knoten erfolgte, oder sie kann verkürzt sein,
wenn die Reizbildung in der Nähe des AV-Knotens ihren Anfang
nahm. Das *postextrasystolische Intervall* ist länger als eine normale
Periodendauer, weil die extrasystolische Erregung die nachfolgende,
vom Sinusknoten ausgehende Normalerregung auslöscht. Aber das

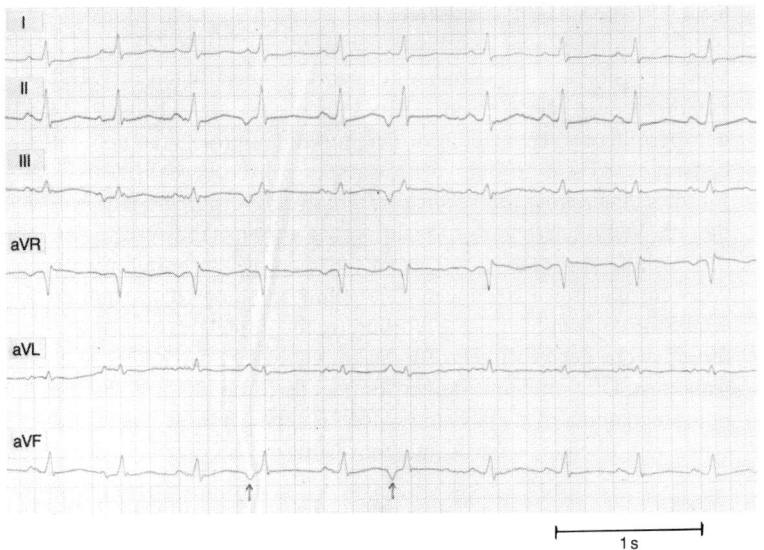

$\longmapsto$ 1 s $\longmapsto$

Abb. 85. P. K., 78-jähriger Patient mit schwerer allgemeiner Arteriosklerose und koronarer Herzkrankheit. 2 *AV-Knoten-Extrasystolen* aus dem oberen AV-Knoten *(Pfeile)*

postextrasystolische Intervall ist kürzer als einer vollen kompensatorischen Pause z. B. bei ventrikulären Extrasystolen entspricht (Abb. 84).

AV-Knoten-Extrasystolen

Wie für den AV-Knoten-Rhythmus beschrieben (s. S. 119), ist *P* negativ und *PQ* verkürzt oder verlängert, je nachdem, ob die vorzeitige Reizbildung im oberen oder unteren AV-Knoten ausgelöst wurde (Abb. 85). Bei einer vorzeitigen Erregungsbildung im mittleren AV-Knoten ist kein P zu erkennen. Das *postextrasystolische Intervall* ist wie bei der Vorhofextrasystolie verlängert, weil die nachfolgende, vom Sinusknoten ausgehende Normalerregung von der Erregungsfront der AV-Knoten-Extrasystole gestoppt wird und erst die nächste normale Sinuserregung wirksam werden kann. Dieses postextrasystolische Intervall ist jedoch kürzer als eine volle kompensatorische Pause bei ventrikulären Extrasystolen (Abb. 84).

127

6.4.4.2 Ventrikuläre Extrasystolen

Vorzeitig gebildete Erregungen können von allen Teilen der Herzkammern ausgelöst werden – His-Bündel, Tawara-Schenkel oder den peripheren Verzweigungen der Purkinjefasern, selten vom Arbeitsmyokard. Da an der Vorhofkammergrenze oberhalb des His-Bündels eine *retrograde Schutzblockierung* der Vorhöfe besteht, werden die Ventrikelerregungen nicht – oder nur ausnahmsweise – auf die Vorhöfe zurückgeleitet. Darum schlagen die Vorhöfe ungestört von ventrikulären Erregungen. Dies führt allerdings dazu, daß die vom Sinusknoten ausgelöste Vorhoferregung antegrad auf Reizleitungsgewebe der Ventrikel trifft, das durch die Extrasystole noch refraktär ist. Die vom Sinusknoten kommende Erregung wird also von den Herzkammern nicht beantwortet. Es entsteht eine Pause zwischen den übergeleiteten Kammererregungen, die der Summe von

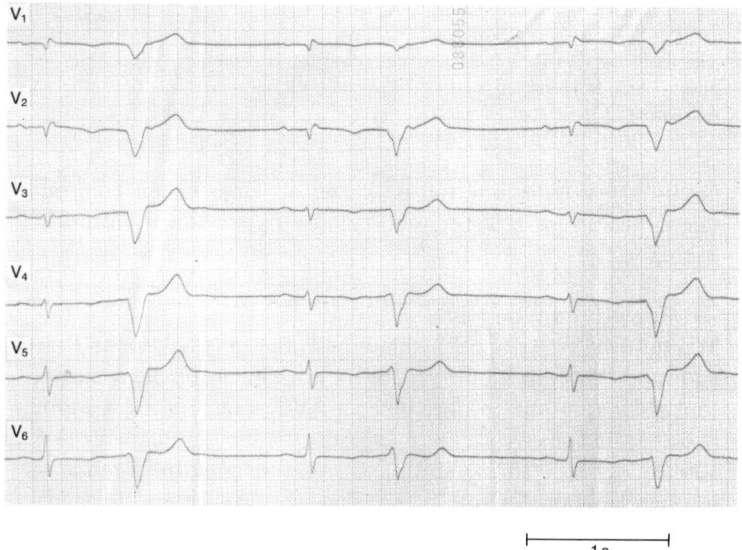

Abb. 86. T. H., 55-jährige Patientin mit koronarer Herzkrankheit. *Ventrikuläre Extrasystolie* in Form eines *Bigeminus;* außerdem inkompletter Rechtsschenkelblock und Erregungsrückbildungsstörungen, Verschiebung der Übergangszone nach links

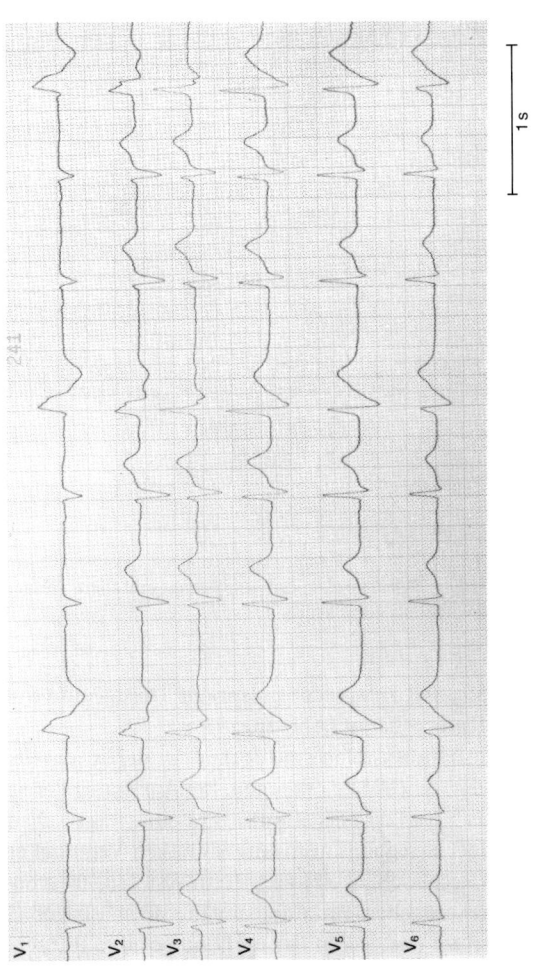

Abb. 87. H. F.-J., 80-jähriger Patient mit altersgemäßer Arteriosklerose und Pneumonie. *Ventrikuläre Extrasystolie in Form einer 2:1 Extrasystolie*

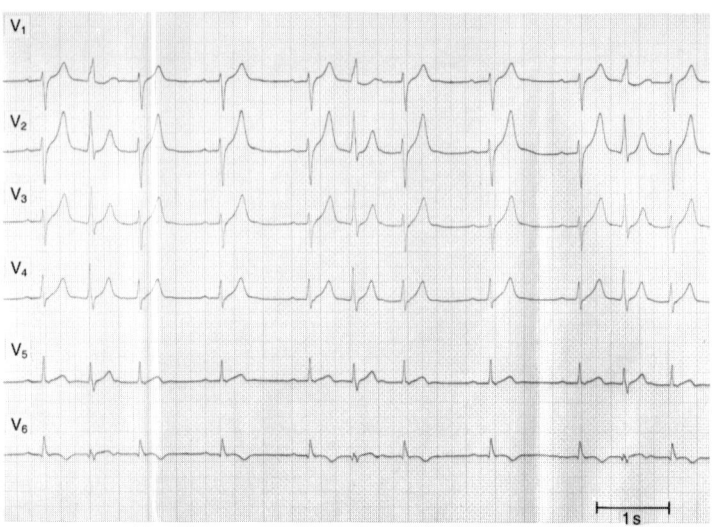

V_1
V_2
V_3
V_4
V_5
V_6

1 s

Abb. 88. W. K., 65-jähriger Patient mit akutem Hinterwandinfarkt des Herzens. *Ventrikuläre Extrasystolen,* die *interponiert* einfallen. Aufzeichnung mit einem Papiervorschub von 25 mm/s

zwei normalen RR-Intervallen entspricht. Diese Pause wird *kompensatorische Pause* genannt (Abb. 86–89).

Ventrikuläre Extrasystolen sind formal an der *schenkelblockartigen Deformierung von QRS* zu erkennen. Bei Auslösung der Extrasystole vom rechten Ventrikel entsteht das Bild eines Linksschenkelblocks, bei vorzeitiger Erregungsauslösung im linken Ventrikel entsteht das Bild eines Rechtsschenkelblocks. Extrasystolen, die von der Basis der Ventrikel ausgehen, verlaufen annähernd achsengerecht in Richtung Herzspitze und haben darum hohe positive R-Zacken in I, II, III und aVF. Extrasystolen, die in umgekehrter Richtung von der Herzspitze zur Herzbasis verlaufen, haben tiefe S-Zacken in I, II, III und aVF. Je näher der Ursprungsort der Extrasystole zum Kammerseptum liegt, um so geringer ist die QRS-Verbreiterung. Vom His-Bündel oder dicht darunter entstehende Extrasystolen zeigen überhaupt keine Veränderungen vom QRS, ST und T.

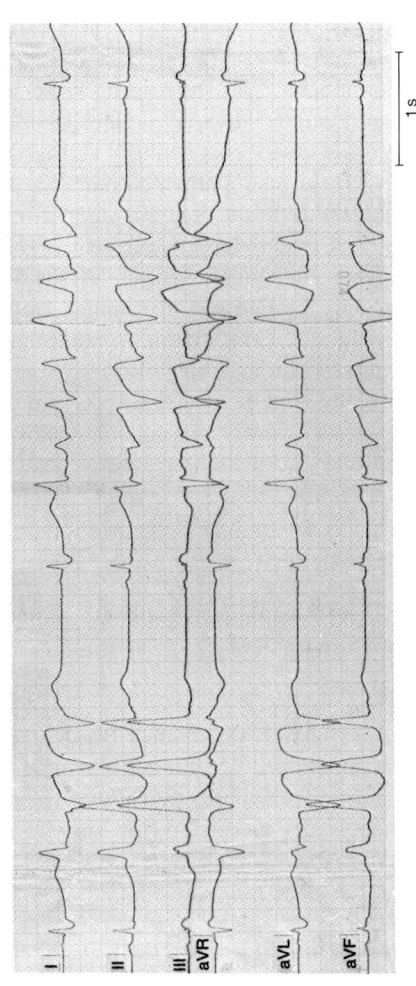

Abb. 89. K. L., 76-jährige Patientin mit Hypokaliämie bei Laxantienabusus (Serumkalium 2,7 mval/l). *Salven von polytopen ventrikulären Extrasystolen,* außerdem Rechtsschenkelblock. Während der Salven von Extrasystolen Bewußtlosigkeit.

6.4.5 Ersatzsystolen

Fällt der Normalschlag des Herzens aus verschiedener Ursache aus – z. B. sinuatriale oder atrioventrikuläre Überleitungsstörungen –, dann springt „als Ersatz" mit geringer Verzögerung gegenüber dem Normalintervall ein sekundäres Zentrum vom unteren AV-Knoten oder ein tertiäres Zentrum vom His-Bündel oder tiefer gelegenen Ventrikelanteilen als einzelne Erregung ein. Man spricht also von Ersatzsystole, wenn ein anderes Zentrum als der Sinusknoten für eine Kammererregung die Führung übernimmt. Durch die Verzögerung gegenüber dem der Ersatzsystole vorangehenden Normalschlag wird das Intervall Normalschlag – Ersatzsystole länger als der normale RR-Abstand, und da die der Ersatzsystole nachfolgende Erregung wieder normal vom Sinusknoten ausgelöst wird, ist das Intervall Ersatzsystole – Normalschlag entsprechend verkürzt (Abb. 84).

6.4.6 Echo-Phänomen

Synonyma: Echo-Rhythmus, Umkehr-Rhythmus, Echotachykardie, Echosystolen, Echoschläge

Definition
Ein Echo- oder Umkehr-Phänomen liegt vor, wenn die Erregung nach der der antegraden Erregungsausbreitung retrograd zum Vorhof zurückgeleitet wird, dort das Vorhofmyokard erneut depolarisiert und dann wieder anterograd vom Vorhof zu den Kammern zurückkehrt (Abb. 90).

Pathogenese
Unter normalen Umständen wird die Umkehr einer Erregungswelle durch die absolute Refraktärzeit verhindert. Die absolute Refrak-

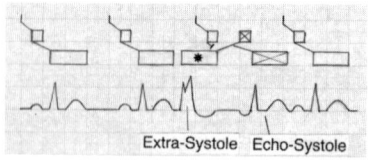

Extra-Systole   Echo-Systole   **Abb. 90.** Echosystole

tärphase zwingt die Erregung zu einer ausschließlich antegraden Erregungsausbreitung. Voraussetzung für eine Umkehr der Erregung ist also, daß das Gewebe in einzelnen Teilen des Myokards wieder erregbar ist, während die Erregung in anderen Teilen des Myokards noch andauert. Dies ist der Fall bei:

1. *unidirektionaler Block* (s. Abb. 77): Normalerweise breitet sich die vom Sinusknoten kommende Erregung über verschiedene Bahnen des Vorhofs, des AV-Knotens, des His'schen Bündels und des übrigen Reizleitungssystems auf die Ventrikel aus. Eine Erregungsleitung ist nur in einer Richtung möglich, da bei gleicher Leitungsgeschwindigkeit ein Übergreifen der Erregung auf benachbarte Bahnen durch die absolute Refraktärzeit verhindert wird. Liegt jedoch in einer der Leitungsbahnen ein unidirektionaler Block vor – das heißt: wird die Erregung in antegrader Richtung blockiert, in retrograder Richtung jedoch nicht blockiert –, dann bleibt das Gewebe unterhalb des Blocks erregbar und die Erregung der benachbarten, nicht blockierten Bahn tritt retrograd in diese Bahn ein, durchläuft den unidirektionalen Block und kehrt wieder zu der ursprünglichen Bahn zurück. Ist auch hier das Gewebe nicht mehr refraktär, dann wird die Erregung weitergeleitet. Damit ist die Kreisbahn geschlossen.

2. *akzessorische Leitungsbahnen:* Entwicklungsanomalien können dazu führen, daß zusätzlich zu AV-Knoten bzw. His-Bündel weitere akzessorische Leitungsbahnen die Vorhöfe mit den Kammern verbinden. Über diese akzessorischen Leitungsbahnen mit schneller Erregungsleitung werden unter Umgehung des AV-Knotens einzelne Teile der Ventrikel früher erregt; die Erregungswelle trifft jetzt retrograd auf den AV-Knoten. Ist das Gewebe im AV-Knoten und den Vorhöfen nicht bzw. noch nicht depolarisiert, dann werden AV-Knoten und das Vorhofmyokard ebenfalls von der retrograden Erregungsfront erfaßt. Die Erregung tritt schließlich wieder in die akzessorische Leitungsbahn ein. Damit aber kann eine erneute Erregung der Kammern über die akzessorische Bahn eingeleitet werden (Wiedereintritt, Re-entry-Mechanismus, kreisende Erregung), der Erregungskreis ist geschlossen. Solche akzessorische Leitungsbahnen werden zum Beispiel beim WPW-Syndrom vermutet (s. unter 5.2.4 WPW-Syndrom).

Je nach dem, wie häufig hintereinander die Umkehr der Erregung auftritt, spricht man von *Echosystolen* (Vorhofecho, AV-Echo, Kammerecho) oder *Echotachykardien* (paroxysmale supraventrikuläre Tachykardie, AV-Knoten-Tachykardie). Ob eine Echosystole oder eine Echotachykardie entsteht, hängt von der *Leitungsgeschwindigkeit* in der Kreisbahn und der *Refraktärzeit* des an der Umkehr geteiligten Gewebes ab. Eine Echotachykardie entsteht, wenn die Leitungsgeschwindigkeit länger ist als die Refraktärzeit. Denn bei geringer bzw. langsamer Leitungsgeschwindigkeit hat das an der Kreisbahn beteiligte Gewebe genügend Zeit, das refraktäre Verhalten abzubauen und sich somit auf eine neue Erregung vorzubereiten. Eine kürzere Refraktärzeit bedeutet, daß die beteiligten Myokardzellen schneller für eine erneute Erregung bereit sind. Das sind also ebenfalls günstige Voraussetzungen für die bei Echotachykardien schnelle Folge der Erregungen.

6.4.7 Wandernder Schrittmacher

Definition
Wanderndes Automatiezentrum zwischen Sinusknoten und AV-Knoten, Sinusknoten und Vorhof oder innerhalb des AV-Knotens.

Pathogenese
Ein Wandern des Schrittmachers ist in der Regel harmloser Natur, häufig liegt ein erhöhter Vagustonus zugrunde.

Elektrokardiogramm
Charakteristisch sind gleitende Änderungen der Form von P, der PQ-Dauer und der Herzfrequenz (Abb. 91). Bei einem Wandern des

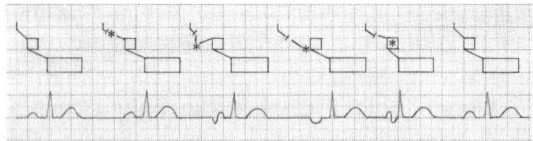

Abb. 91. Wandernder Schrittmacher

Schrittmachers vom Sinusknoten zum AV-Knoten wird P zunehmend deformiert bis zum negativen P, PQ zunehmend kürzer, die Herzfrequenz zunehmend langsamer und QRS, ST und T bleiben dabei unverändert.

6.4.8 Paroxysmale Tachykardie

Paroxysmale Tachykardien sind plötzlich auftretende Tachykardien mit Kammerfrequenzen von 150–200 min, die wenige Sekunden bis Stunden, Tage und Wochen anhalten können.

EKG-Kriterien
Eine paroxysmale Tachykardie liegt vor, wenn eine Serie von mindestens 3–5 hochfrequenten regelmäßigen Kammeraktionen plötzlich einsetzt und ebenso plötzlich unterbrochen wird.

Pathophysiologie
Zwei Mechanismen können an der Auslösung von paroxysmalen Tachykardien beteiligt sein:
1. Die Tachykardie wird durch eine *kreisende Erregung* (Re-entry-Kreis, Re-entry-Tachykardie) unterhalten (s. S. 108). Die Frequenz der Tachykardie wird dabei von der Länge des Kreises und der Erregungsgeschwindigkeit in den Leitungsbahnen des Kreises bestimmt.
2. Ein *ektopischer Fokus* (ektopische Tachykardie) kann die Tachykardie auslösen und unterhalten (s. S. 106). Die Tachykardiefrequenz wird dabei von der Geschwindigkeit bzw. dem Anstieg der diastolischen Spontandepolarisation des Fokusherdes bestimmt.

Die paroxysmalen supraventrikulären Tachykardien sind meist Re-entry-Tachykardien, ebenso die ventrikulären Tachykardien. Re-entry-Kreise können sich zwischen AV-Knoten und Leitungsgewebe des Vorhofs, im AV-Knoten selbst oder im Ventrikel zwischen den Tawara-Schenkeln und den Purkinjefasern ausbilden.

Unter der akut auftretenden Tachykardie mit hohen Kammerfrequenzen kann der *arterielle Blutdruck* so stark abfallen, daß Bewußtlosigkeit bzw. eine Synkope auftritt. Die diastolische Füllungszeit ist

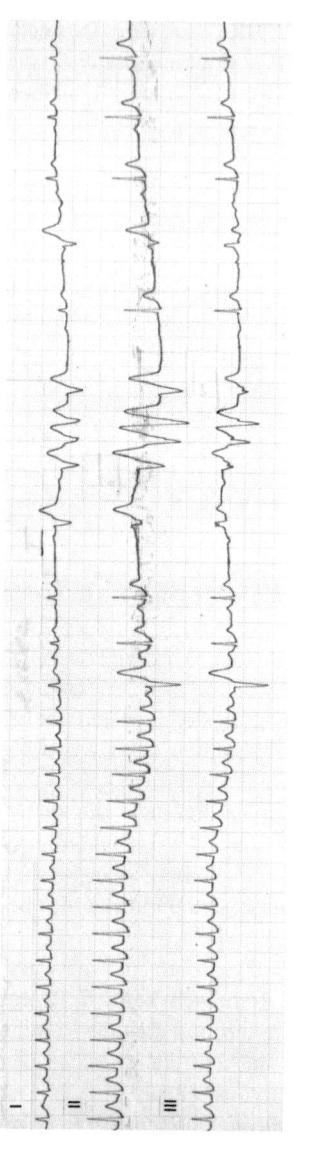

Abb. 92. F. R., 44-jährige Patientin mit *paroxysmalen supraventrikulären Tachykardien* seit dem 7. Lebensjahr. Im EKG die Tachykardie mit einer Frequenz von 170/min und der Übergang in einen normalen Sinusrhythmus mit einer Frequenz von 74/min nach der zweiten Injektion von je 5 mg Verapamil (Isoptin®). Aufzeichnung mit einem Papiervorschub von 25 mm/s

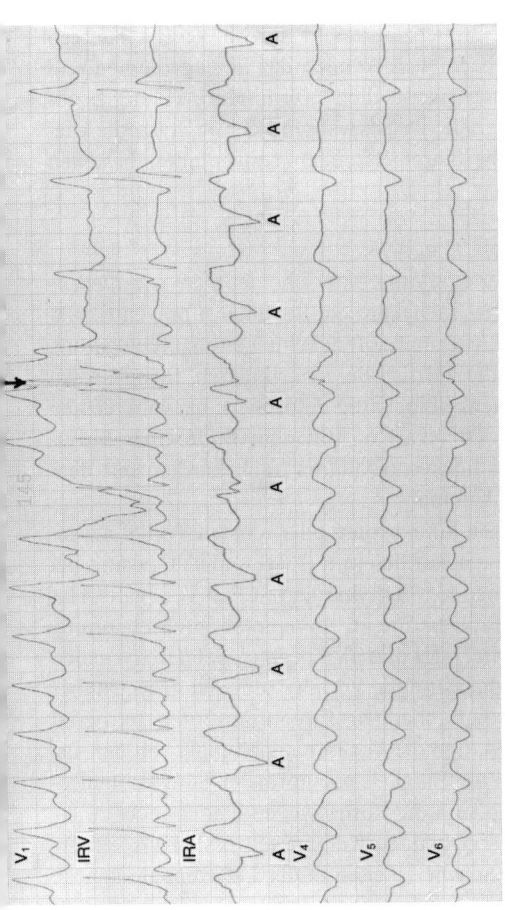

Abb. 93. B. H., 57-jähriger Patient mit koronarer Herzkrankheit (Zustand nach Anteroseptalinfarkt) und *paroxysmalen ventrikulären Tachykardien*. Stationäre Einweisung wegen einer Kammertachykardie mit einer Frequenz von 185/min. Zur Differenzierung, ob die Tachykardie supraventrikulären oder ventrikulären Ursprungs ist, wurde ein intrakardiales EKG aus dem rechten Ventrikel (IRV) und aus dem rechten Vorhof (IRA) abgeleitet. Die Vorhoferregungen in IRA sind mit A gekennzeichnet. Da die Frequenz der Vorhoferregungen im IRA nur 100/min beträgt, mußte die Tachykardie also ventrikulär entstanden sein. Durch Kardioversion *(siehe Pfeil)* wurde die ventrikuläre Tachykardie in einen Sinusrhythmus mit einer Frequenz von 100/min umgewandelt. Das EKG zeigt vor und nach der Kardioversion das Bild eines Rechtsschenkelblocks

137

bei sehr hohen Kammerfrequenzen zu kurz, um die Ventrikel ausreichend mit Blut zu füllen, folglich ist auch das Schlagvolumen und das Herzminutenvolumen entsprechend vermindert. Häufig beobachtet man, daß der arterielle Druck während der Tachykardie wieder ansteigt, obwohl die Kammerfrequenz unverändert bestehen bleibt.

Elektrokardiogramm (Abb. 92 und 93)

Nach dem Ursprung der Erregung unterscheidet man *verschiedene Formen* der paroxysmalen Tachykardien. Bei allen supraventrikulären Tachykardien ist *QRS* normal, sofern keine Leitungsverzögerung aufgrund der Tachykardie auftritt. Bei ventrikulären Tachykardien ist QRS in der Regel schenkelblockartig deformiert; bei vom rechten Ventrikel ausgehenden Tachykardien mit dem Bilde eines Linksschenkelblocks und bei linksventrikulären Tachykardien mit dem Bilde eines Rechtsschenkelblocks.

Die *P-Wellen* sind bei vom Sinusknoten oder rechten Vorhof ausgehenden paroxysmalen Tachykardien in I, II, III und aVF positiv, bei im linken Vorhof entstehenden Tachykardien ist P in V_6 negativ. Hat die suptraventrikuläre Tachykardie im AV-Knoten ihren Ursprung, dann sind die P-Wellen in II, III und aVF negativ. Bei paroxysmalen ventrikulären Tachykardien sind die Vorhöfe zum Schutz gegenüber den von der Kammer ausgehenden Erregungsfronten retrograd blockiert. Das führt dazu, daß die Vorhöfe unabhängig von den Ereignissen im Ventrikel ihre Tätigkeit mit normaler Sinusknotenfrequenz fortsetzen. Häufig sind die Vorhofwellen jedoch nicht zu erkennen, weil sie im vorangehenden Kammerteil des EKGs verborgen sind. Dies kann zu Schwierigkeiten in der Differentialdiagnose führen, insbesondere dann, wenn aufgrund aberrierender Leitungen bei supraventrikulären Tachykardien QRS verbreitert ist.

6.4.9 Vorhofflimmern

Definition

Vorhofflimmern ist eine unkoordinierte hochfrequente Erregung der Vorhöfe mit Frequenzen von 350–600/min, von denen nur ein Teil unregelmäßig auf die Ventrikel übergeleitet wird.

Pathophysiologie

Das Vorhofflimmern wird – ähnlich wie bei der paroxysmalen supraventrikulären Tachykardie, beim Vorhofflattern, Kammerflattern oder Kammerflimmern – durch ein Kreisen der Erregung oder einen Fokus ausgelöst bzw. unterhalten (s. unter 6.1 Entstehung tachykarder Rhythmusstörungen). Beim Flimmern sind gleichzeitig mehrere Fokusherde anzunehmen. Häufig sind bei der Auslösung des Flimmerns oder Flatterns Extrasystolen beteiligt, die in die vulnerable Phase einer Vorhof- oder Kammeraktion fallen (s. unter 2.8 vulnerable Phase).

Das Vorhofflimmern wirkt sich hämodynamisch ungünstig aus, weil die koordinierte Vorhofkontraktion entfällt und damit die Ventrikelfüllung abnimmt. Dies trifft aber nur für höhere Kammerfrequenzen zu. Bei normalen bis niedrigen Kammerfrequenzen ist die Diastolendauer lang genug um eine ausreichende Ventrikelfüllung auch ohne geordnete Vorhofkontraktion zu erreichen. Das Ziel einer Behandlung des Vorhofflimmers mit hochfrequenten Überleitungen auf die Kammern muß es daher sein, die Überleitung im AV-Knoten durch Medikamente – z. B. Digitalis, Verapamil – so zu verzögern, daß die Anzahl übergeleiteter Erregungen möglichst in den Normbereich gebracht wird.

Da durch die hochfrequenten, irregulären Vorhoferregungen praktisch keine Vorhofkontraktion stattfindet, kommt es im Vorhof zu Stasen des Blutes. Dadurch wird das Risiko der Thrombenbildung und die Gefahr von arteriellen Embolien erhöht.

Elektrokardiogramm (Abb. 94 und 95)

Vorhofflimmerwellen sind kleine, in der Form ständig wechselnde hochfrequente Wellen als Ausdruck der unkoordinierten Vorhoferregungen. Die Frequenzen betragen 350–600/min, sofern die Frequenz überhaupt im Standard-Elektrokardiogramm auszuzählen ist. Am besten werden die Vorhofflimmerwellen in V_1 oder in II, III, aVF oder Nehb D dargestellt. Häufig kann man jedoch überhaupt keine Vorhofflimmerwellen erkennen. Die Diagnose wird dann aus der völlig unregelmäßigen Überleitung auf die Kammern gestellt. Da die Ventrikel von supraventrikulär her erregt werden, zeigen die QRS-Gruppen keine Veränderungen, sofern diese nicht schon zuvor bestanden. Im Falle eines gleichzeitig bestehenden totalen AV-

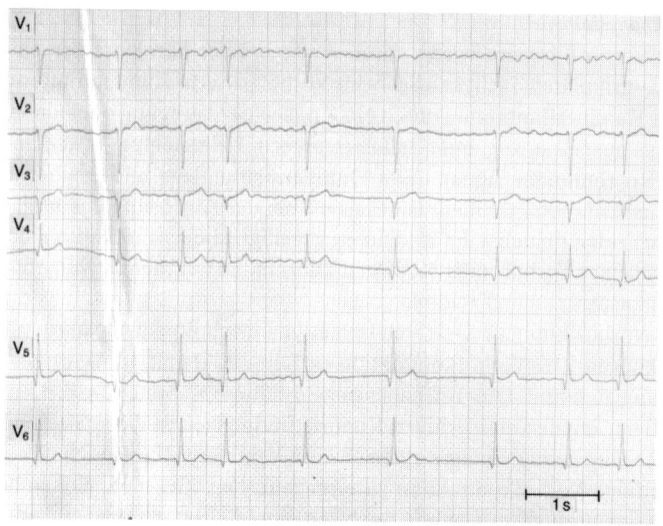

Abb. 94. B.G., 65-jähriger Patient mit arterieller Verschlußkrankheit der Bein- und Beckenarterien und koronarer Herzkrankheit mit Zustand nach Anterolateralinfarkt des Herzens. Absolute Arrhythmie bei *Vorhofflimmern.* Aufzeichnung mit einem Papiervorschub von 25 mm/s

Blocks fallen die Kammererregungen allerdings regelmäßig ein; entweder von einem sekundären Zentrum des AV-Knotens mit normalem QRS ausgehend oder von einem tertiären Zentrum mit verbreitertem QRS. Bei einer hochfrequenten Beteiligung der Ventrikel von über 100/min spricht man von einer *Tachyarrhythmie,* bei einer geringen Kammerfrequenz von unter 60 min von einer Bradyarrhythmie.

6.4.10 Vorhofflattern

Vorhofflattern ist eine hochfrequente gleichförmige Erregung der Vorhöfe mit Frequenzen von 250–350/min und AV-Blockierung 2. Grades im Verhältnis von meist 2:1 bis 4:1.
Im Gegensatz zum Vorhofflimmern sind die Flatterwellen gleichmäßig ausgebildete Erregungsabläufe der Vorhöfe, die sich im Elektro-

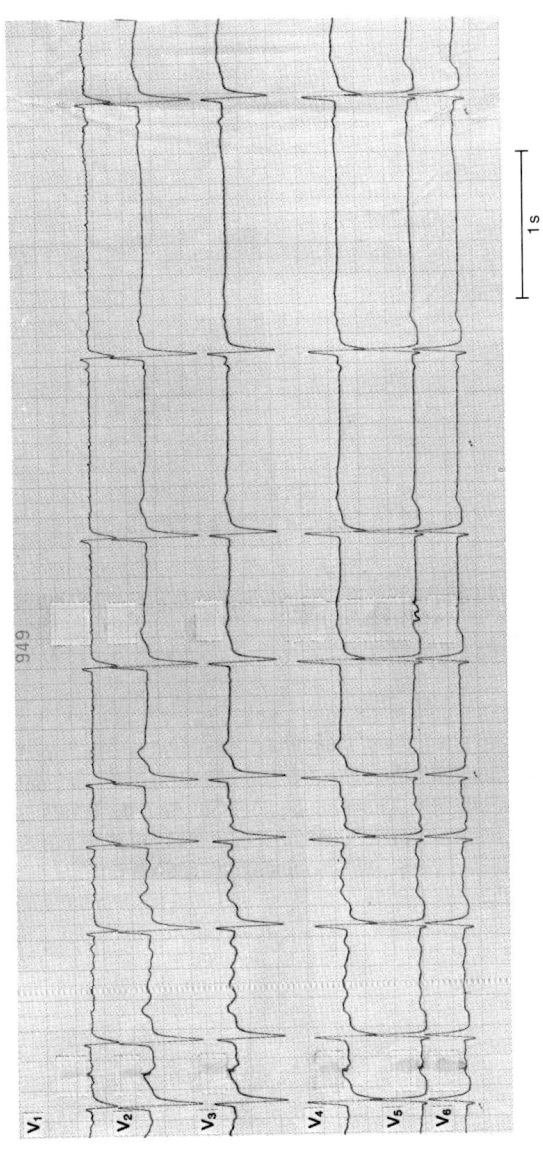

Abb. 95. G. G., 74-jähriger Patient mit koronarer Herzkrankheit. Absolute Arrhythmie bei *Vorhofflimmern* mit spontanem Übergang in einen Sinusrhythmus

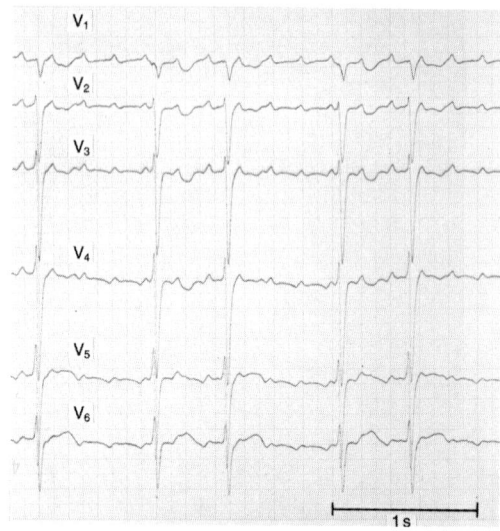

Abb. 96. B. K., 60-jähriger Patient mit chronischem Cor pulmonale bei chronischer Emphysembronchitis. *Vorhoftachykardie* mit einer Vorhoffrequenz von 280/min und wechselnder AV-Blockierung 2. Grades. Verschiebung der Übergangszone nach links

kardiogramm häufig wie Sägezähne darstellen (Abb. 96). Bei den hohen Frequenzen der Vorhöfe trifft die Mehrzahl der Vorhoferregungen auf refraktäres Gewebe im AV-Knoten und wird darum in einem meist konstanten Verhältnis von 2:1 oder 4:1, seltener 3:1 blockiert (funktionelle AV-Blockierung). Durch das konstante überleitungsverhältnis werden die Ventrikel in der Mehrzahl regelmäßig erregt, die Kammeraktionen fallen also rhythmisch ein.

6.4.11 Kammerflattern

Definition
Kammerflattern ist eine hochfrequente Erregung der Herzkammern mit annähernd gleichmäßiger Kammerfrequenz von ca. 200–300/ min und gleichgeformten biphasischen Kammererregungen, bei de-

nen sich Kammeranfangs- und Kammerenderregungen nicht voneinander trennen lassen.

Pathophysiologie

Wie bei anderen hochfrequenten Erregungsbildungsstörungen (paroxysmale supraventrikuläre und ventrikuläre Tachykardie, Vorhofflimmern, Vorhofflattern) wird auch das Kammerflattern durch ein Kreisen der Erregung und/oder die Ausbildung von Fokusherden ausgelöst und unterhalten (s. unter 6.1 Entstehung tachykarder Rhythmusstörungen). Bei der sehr hohen Kammerfrequenz ist keine ausreichende Füllung und Kontraktion der Ventrikel mehr möglich. Das Herzzeitvolumen sinkt ab, bis es zum völligen Zusammenbruch des Herz-Kreislaufsystems kommt. Häufig geht das Kammerflattern in Kammerflimmern über.

Elektrokardiogramm

Kammerflattern ist an den hochfrequenten, typisch gleichmäßig geformten, biphasischen Wellen zu erkennen (s. Abb. 97). Kammeranfangsgruppe (QRS) und Kammerendgruppe (ST/T) sind kaum oder nicht voneinander zu trennen. Die Frequenz beträgt 200–300/min. Gelegentlich ist das Kammerflattern nicht von Kammertachykardien mit hoher Frequenz zu trennen.

6.4.12 Kammerflimmern

Kammerflimmern ist gekennzeichnet durch hochfrequente (Frequenz über 300/min), unregelmäßig geformte, Frequenz, Form und Amplitude ständig wechselnde Wellen im Elektrokardiogramm (Abb. 97). Diese unkontrollierte und unkoordinierte „elektrische Entartung" des Herzens ist zu keiner Kontraktion mehr fähig. Die Folge ist der Tod, wenn es nicht gelingt, das Kammerflimmern in kurzer Zeit zu beseitigen. Kammerflimmern ist die häufigste Ursache für den akuten Herztod. Ausgelöst und unterhalten wird das Kammerflimmern durch zahlreiche rasch stimulierende Foci und zusätzlich durch kreisende Erregungen (s. unter 6.1 Entstehung tachykarder Rhythmusstörungen).

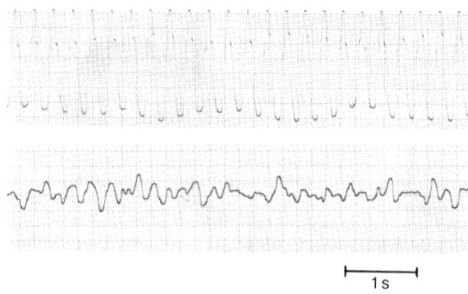

Abb. 97. St. E., 83-jährige Patientin mit Diabetes mellitus, koronarer Herzkrankheit und frischem Vorderwandinfarkt des Herzens. 21 Tage nach dem Infarkt plötzlich *Kammerflattern* mit einer Kammerfrequenz von 220/min *(oben)* und Übergang ins *Kammerflimmern (unten)*. Aufzeichnung mit einem Papiervorschub von 25 mm/s

6.5 Störungen der Erregungsleitung

Ein ausgewogenes Verhältnis zwischen diastolischer Füllungsphase und systolischer Kontraktionsphase wird durch ein genau aufeinander abgestimmtes Verhältnis von Erregungsbildung und Erregungsleitung garantiert. Der vom Sinusknoten ausgehende Erregungsimpuls wird über Leitungsbahnen auf die Vorhöfe und die Kammern zeitlich und örtlich so koordiniert übertragen, daß die Aufeinanderfolge der Kontraktion der einzelnen Herzabschnitte eine optimale Förderleistung des Herzens bewirkt. Störungen in diesem System können von geringen bis zu beträchtlichen Leistungseinbußen führen.

Störungen der Überleitung können an jeder Stelle des Erregungsleitungssystems auftreten. Diese können außer mit dem Elektrokardiogramm mit spezielleren Untersuchungsverfahren wie dem His-Bün-

Tabelle 20. Überleitungsstörungen des Herzens

1. sinuatriale Blockierungen (SA-Block)
2. atrioventrikuläre Blockierungen (AV-Block)
3. intraventrikuläre Blockierungen

Tabelle 21. Atrioventrikuläre Blockierungen (AV-Block)

---

1. AV-Block 1. Grades:
   AV-Überleitungszeit (PQ-Zeit) verlängert

2. AV-Block 2. Grades:
   AV-Überleitung partiell blockiert
   a) Typ I oder Typ Wenckebach:
      zunehmende Verzögerung der AV-Überleitung bis zur AV-Blockierung
   b) Typ II oder Typ Mobitz:
      in Intervallen mit konstanter AV-Überleitung kommt es zur
      AV-Blockierung

3. AV-Block 3. Grades (totaler AV-Block):
   keine AV-Überleitung

---

del-Elektrogramm (HBE) erkannt werden. Es wird hier nur auf die Störungen eingegangen, die allein im Elektrokardiogramm sichtbar werden (Tabelle 20). Die häufigsten Störungen betreffen das AV-Leitungssystem.

6.5.1 Atrioventrikuläre Blockierungen (Tabelle 21)

Während man früher der Meinung war, atrioventrikuläre Blockierungen würden durch Störungen im AV-Knoten hervorgerufen, weiß man heute aufgrund der Ableitung des His-Bündel-Elektrogramms (HBE, s. unter His-Bündel-Elektrogramm), daß die Verzögerung der Überleitung auch in höheren und tieferen Regionen des Reizleitungsgewebes auftreten kann.

AV-Blockierung 1. Grades

Definition
Eine AV-Blockierung 1. Grades liegt vor, wenn die Überleitungszeit (PQ-Zeit) auf über 0,20 s verlängert ist (Abb. 98 und 99).

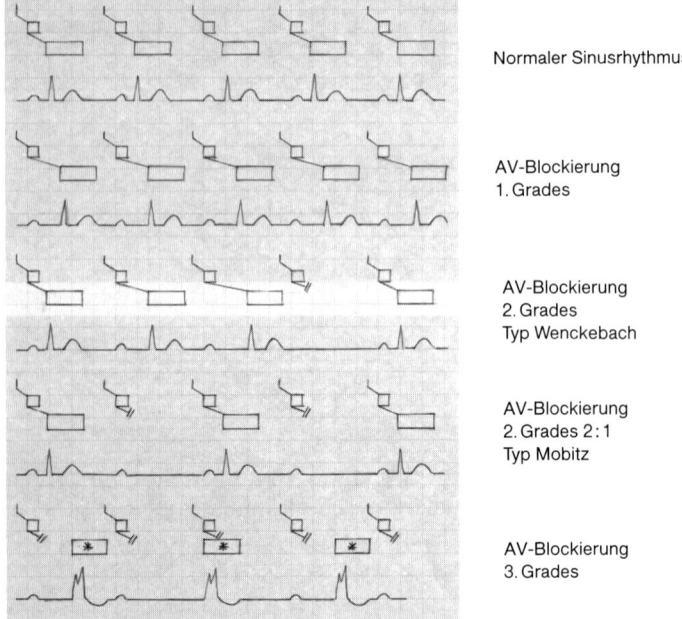

	Normaler Sinusrhythmus
	AV-Blockierung 1. Grades
	AV-Blockierung 2. Grades Typ Wenckebach
	AV-Blockierung 2. Grades 2:1 Typ Mobitz
	AV-Blockierung 3. Grades

Abb. 98. Unterschiede zwischen verschiedenen AV-Blockierungen

Pathophysiologie

In der Mehrzahl der Fälle liegt die Verzögerung der Überleitung vom Vorhof auf die Kammern im AV-Knoten, im His-Bündel-Elektrogramm (HBE) daran erkennbar, daß das Intervall zwischen dem Vorhofpotential (A-Potential) und dem His-Bündel-Potential (H-Potential) verlängert ist. Die Leitungsverzögerung kann aber auch im His-Bündel oder im spezifischen ventrikulären Leitungssystem liegen. Bei einer Leitungsverzögerung im His-Bündel ist das HV-Intervall im HBE verlängert und QRS im EKG nicht verbreitert. Wird die PQ-Verlängerung durch eine Störung des spezifischen ventrikulären Leitungssystems verursacht, dann ist das HV-Intervall im HBE zwar ebenfalls verlängert, QRS im EKG in der Regel aber schenkelblockartig deformiert.

Die Verlängerung der PQ-Zeit hat keine oder keine ins Gewicht fallenden hämodynamischen Auswirkungen.

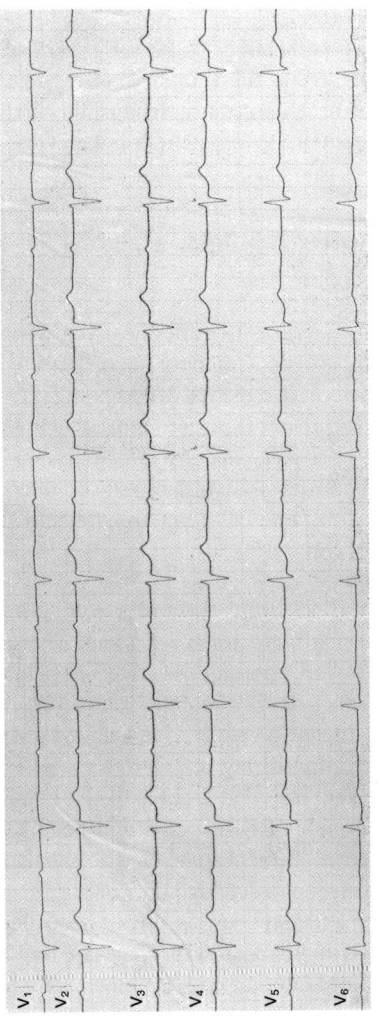

Abb. 99. B. K.-J., 48-jähriger Patient mit *AV-Blockierung 1. Grades* bei Sinusknoten-Syndrom und koronarer Herzkrankheit. Die PQ-Zeit beträgt 0,40 s

1 s

Elektrokardiogramm

Die PQ-Zeit ist auf über 0,20 s verlängert, die Sinuserregung wird aber regelmäßig auf die Kammern übergeleitet (Abb. 99). Es finden sich also keine Kammersystolenausfälle. Extreme Verlängerungen der PQ-Zeit auf 0,5 s und mehr kommen vor.

AV-Blockierung 2. Grades

Definition

Eine AV-Blockierung 2. Grades liegt vor, wenn einzelne Vorhoferregungen nicht auf die Kammern übergeleitet werden. Beim *Typ I oder Typ Wenckebach* wird die AV-Überleitung (PQ-Zeit) zunehmend verzögert, bis es zur AV-Blockierung und zum Kammersystolenausfall kommt. *Beim Typ II oder Typ Mobitz* treten AV-Blockierungen in meist regelmäßigen Abständen auf, die übergeleiteten Erregungen haben eine konstante PQ-Zeit (Abb. 100 und 101).

Pathophysiologie

Bei der AV-Blockierung 2. Grades vom *Typ Wenckebach* liegt die Leitungsstörung meist im AV-Knoten. Man erkennt im HBE eine zunehmende Verlängerung der AH-Zeit; beim Kammersystolenausfall werden nach dem A-Potential keine weiteren Potentiale mehr registriert, es folgt also kein H- und kein V-Potential. Beim *Typ Mobitz* liegt die Leitungsstörung dagegen meist im His-Bündel, in den Tawara-Schenkeln bzw. den drei Faszikeln. Entsprechend erkennt man im HBE normale AH-Intervalle und beim Kammersystolenausfall kein V-Potential. Besteht zugleich ein Schenkelblock, dann kann davon ausgegangen werden, daß die Leitungsstörung in dem verbliebenen anderen Schenkel des Leitungssystems liegt, beim Rechtsschenkelblock also im linken Tawara-Schenkel und beim Rechtsschenkelblock mit linksanteriorem Hemiblock im übriggebliebenen linksposterioren Faszikel. Hier besteht die Gefahr, daß dieser letzte Leitungsweg ebenfalls komplett blockiert wird und ein totaler AV-Block eventuell mit Asystolie, auftritt. Beim *funktionellen AV-Block vom Typ Mobitz* bei hochfrequenter Vorhoferregung mit 2:1, 3:1 oder 4:1-Blockierung wird die Überleitung nicht im His-Bündel bzw. tieferen Reizleitungsbahnen partiell blockiert, sondern im AV-

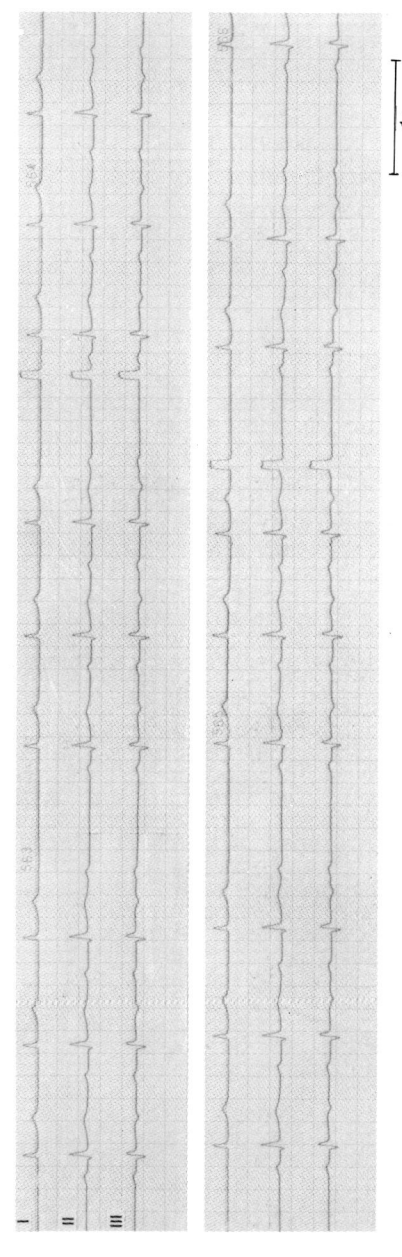

Abb. 100. P. W., 75-jähriger Patient mit akutem Hinterwandinfarkt des Herzens. *Atrioventrikuläre Blockierung 2. Grades vom Typ Wenckebach*

149

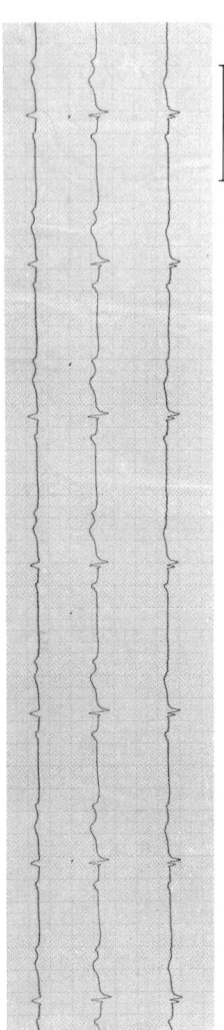

Abb. 101. E. R., 53-jähriger Patient mit koronarer Herzkrankheit. *Atrioventrikuläre Blockierung 2. Grades vom Typ Mobitz im Verhältnis von 2:1*

Knoten. Dies ist für die Prognose und die Therapie von Bedeutung: Für die Prognose darum, weil Blockierungen im proximalen Teil des Erregungsleitungssystems (AV-Knoten) eine günstigere Prognose haben als Blockierungen im distalen Teil (His-Bündel, Tawara-Schenkel). Für die Therapie ist dies bedeutsam, weil pharmakologische Substanzen wie Digitalis oder Verapamil in erster Linie auf den AV-Knoten leitungsverzögernd einwirken.

Elektrokardiogramm

Im fortlaufend aufgezeichneten EKG findet sich beim *AV-Block 2.Grades vom Typ Wenckebach* eine zunehmende Verlängerung der PQ-Zeit bis zum Kammersystolenausfall (Abb. 100). Danach erholt sich das Reizleitungsgewebe wieder und das gleiche wiederholt sich von neuem. Dabei kann die erste übergeleitete Erregung nach dem Ausfall der Kammererregung mit normaler oder bereits verlängerter PQ-Zeit beginnen.

Beim *AV-Block 2.Grades vom Typ Mobitz* wird die Überleitung von den Vorhöfen auf die Kammern in meist regelmäßigen Abständen blockiert. Die PQ-Dauer der auf die Kammern übergeleiteten Erregungen bleibt dabei konstant (s. Abb. 101). Die Häufigkeit der Blockierungen wird in Zahlenangaben ausgedrückt: 2:1, 3:1 oder 4:1 heißt, daß jede zweite, jede dritte oder nur jede vierte Vorhoferregung auf die Kammern übergeleitet wird. Werden von jeweils 3 Vorhoferregungen 2 übergeleitet und eine blockiert, dann ist die Bezeichnung 3:2-Block, werden von 4 Vorhoferregungen 3 übergeleitet und eine blockiert, dann handelt es sich um eine Blockierung im Verhältnis 4:3 usw. Die erste Zahl gibt also die Anzahl der Vorhoferregungen an, die zweite Zahl drückt die Anzahl der übergeleiteten Kammererregungen aus.

AV-Blockierungen 3.Grades (totaler AV-Block)

Definition

Eine AV-Blockierung 3.Grades (totaler AV-Block) liegt vor, wenn die atrioventrikuläre Leitung vollständig unterbrochen ist und Vorhöfe und Kammern unabhängig voneinander erregt werden (Abb. 102).

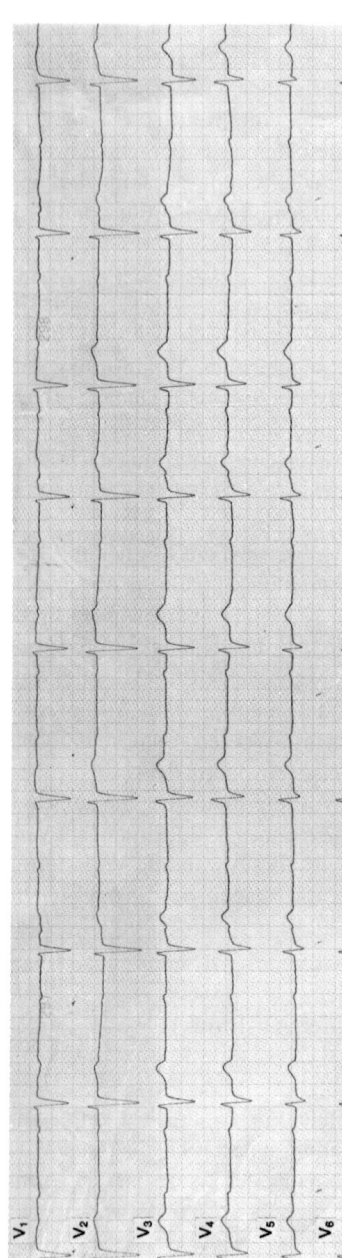

Abb. 102. E. R., 53-jähriger Patient mit koronarer Herzkrankheit. *Totale atrioventrikuläre Blockierung* mit tertiärem Ersatzrhythmus vermutlich im His'schen Bündel. Vorhoffrequenz 102/min, Kammerfrequenz 44/min

Pathophysiologie

Die vollständige Leitungsunterbrechung beim AV-Block 3. Grades kann im AV-Knoten, im His-Bündel oder noch weiter distal in allen beiden oder allen drei Faszikeln gleichzeitig auftreten. Würde die Blockierung nur einen Faszikel isoliert betreffen, würde das Bild eines Schenkelblocks entstehen. Ursächlich liegt der AV-Blockierung 3. Grades eine schwere Schädigung des Erregungsleitungssystems zugrunde, häufig verbunden mit einer schweren Myokardschädigung. Der Sitz dieser Schädigung ist am häufigsten unterhalb des His-Bündels bei gleichzeitigem Befallensein aller drei Faszikel (ca. 60%), im His-Bündel (ca. 20%) oder im AV-Knoten (ca. 20%).

Im *His-Bündel-Elektrogramm* findet sich bei Leitungsunterbrechung *im AV-Knoten* nach dem A-Potential kein H- oder V-Potential. H- und V-Potential erscheinen unabhängig vom A-Potential. Bei Leitungsunterbrechung *im His-Bündel* folgt dem A-Potential das H-Potential nach, das V-Potential tritt unabhängig davon auf. QRS ist bei einer Leitungsunterbrechung im AV-Knoten oder His-Bündel in der Regel nicht verbreitert und ist supraventrikulär geformt, da der Ersatzrhythmus vom His-Bündel bzw. vom unteren Anteil des His-Bündels ausgeht. Ist die Erregungsleitung *unterhalb des His-Bündels* unterbrochen, dann sind im HBE A-Potentiale und daran gekoppelt H-Potentiale zu erkennen und unabhängig davon im Rhythmus der QRS-Gruppen V-Potentiale, ähnlich dem Bilde bei einer Leitungsunterbrechung im His-Bündel. Allerdings sind bei einer Blockierung der Erregungsleitung unterhalb des His-Bündels die QRS-Gruppen schenkelblockartig deformiert, entsprechend ihrem Ursprung aus einem tertiären Zentrum der Faszikel.

Für die *Prognose* ist die Lokalisation des totalen Blocks von Bedeutung: je weiter peripher die Leitungsstörung liegt, um so ungünstiger ist die Prognose. Weil das Ersatzzentrum überwiegend direkt nach der Leitungsunterbrechung im Leitungssystem entsteht, also bei Leitungsunterbrechung im AV-Knoten, wird sich mit großer Wahrscheinlichkeit ein Ersatzzentrum in umteren AV-Knoten oder im His-Bündel, bei einer Blockierung im His-Bündel in den Faszikeln ausbilden. Je weiter peripher die Leitung unterbrochen ist, um so geringer wird die Chance, daß ein Ersatzzentrum einspringt. Darüber hinaus ist die Frequenz des Ersatzzentrums um so geringer, je weiter peripher es liegt – für den AV-Knoten beträgt die Frequenz ca.

40–50/min, für das His-Bündel 30–40/min und für das intraventrikuläre Leitungssystem 20–30/min.

Eine komplette Leitungsunterbrechung würde eine Aufhebung der Ventrikelerregung und damit den Kammerstillstand bedeuten, wenn ein sekundäres oder tertiäres Zentrum nicht ersatzweise die Kammererregung übernehmen würde. In der Regel vergeht einige Zeit, bis nach der plötzlichen totalen Blockierung der Erregungsleitung das Ersatzzentrum einspringt. In dieser Zeitspanne von meist einigen Sekunden erfolgt keine Ventrikelkontraktion, so daß es zum *Morgagni-Adams-Stokes-Anfall* kommt.

Elektrokardiogramm

Vorhof- und Kammererregungen fallen dissoziiert im Rhythmus ihrer eigenen Frequenzen ein; sie lassen keine Beziehung zueinander erkennen (Abb. 102). Die Frequenz der Vorhoferregungen entspricht der Sinusfrequenz, die Kammern schlagen mit der Frequenz des sekundären oder tertiären Zentrums. Die QRS-Gruppen sind meist schenkelblockartig deformiert, wenn das tertiäre Reizbildungszentrum intraventrikulär liegt. QRS zeigt das gleiche Bild wie übergeleitete Kammererregungen, wenn die Reizbildung im AV-Knoten oder im His-Bündel erfolgt.

6.5.2 Sinuatriale Blockierung (SA-Blockierung; Tabelle 22)

Sinuatriale Leitungsstörungen entziehen sich dem direkten elektrokardiographischen Nachweis, da die Sinuserregung und die sinuatriale Leitung nicht im Elektrokardiogramm erfaßt werden. Lediglich bei partieller oder kompletter Blockierung der sinuatrialen Leitungsbahnen mit vorübergehendem Ausfall der Vorhof- und Kammererregung kann eine sinuatriale Blockierung rekonstruiert werden.

Sinuatriale Blockierung 1. Grades

Eine Leitungsverzögerung bei der Übertragung der Erregung vom Sinusknoten auf die Vorhöfe wird vom Elektrokardiogramm nicht erfaßt und kann darum mit der Elektrokardiographie nicht diagnostiziert werden (Abb. 103).

Tabelle 22. Sinuatriale Blockierungen (SA-Block)

1. SA-Block 1. Grades:
SA-Überleitungszeit verlängert (im EKG nicht erkennbar)

2. SA-Block 2. Grades:
SA-Überleitung partiell blockiert
a) Typ I oder Typ Wenckebach:
   zunehmende Verzögerung der SA-Überleitung bis zur
   SA-Blockierung
b) Typ II oder Typ Mobitz:
   in Intervallen mit konstanter SA-Überleitung kommt es zur
   SA-Blockierung

3. SA-Block 3. Grades (totaler SA-Block):
keine SA-Überleitung

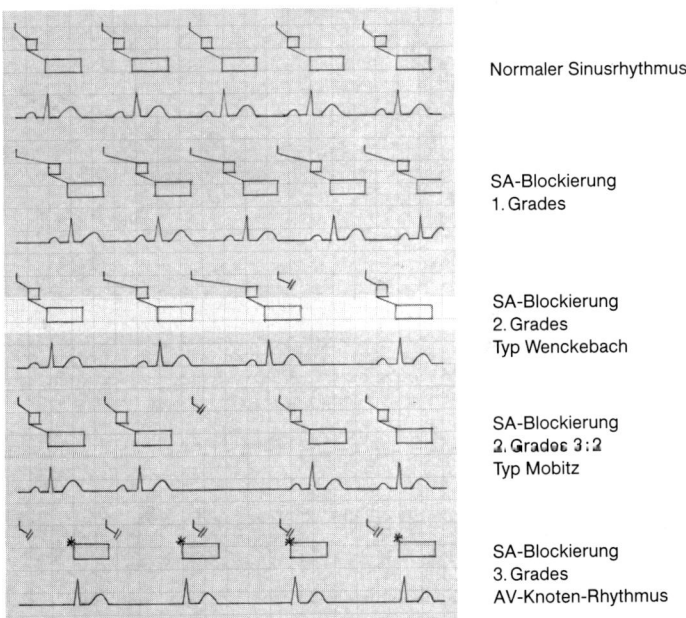

Abb. 103. Unterschiede zwischen verschiedenen SA-Blockierungen

Sinuatriale Blockierung 2. Grades

Wie bei der AV-Blockierung unterscheidet man bei der SA-Blockierung 2. Grades einen Typ I oder Typ Wenckebach und einen Typ II, vergleichbar dem Typ Mobitz beim AV-Block (s. Abb. 103).

Beim *Typ I Wenckebach* findet sich eine von Sinuserregung zu Sinuserregung zunehmende Leitungsverzögerung der sinuatrialen Leitung bis zur vollständigen Blockierung mit einem Ausfall der Vorhof- und Kammererregung. Diese Rhythmusstörung ist aus dem EKG nur durch genaue Analyse der einzelnen Herzperioden zu rekonstruieren (s. Abb. 103). Sie ist häufig differentialdiagnostisch kaum von einer Sinusarrhythmie oder von Sinusextrasystolen zu trennen.

Bei der *SA-Blockierung 2. Grades vom Typ II* besteht eine intermittierende Leitungsunterbrechung der sinuatrialen Leitungsbahnen mit einem meist periodischen Ausfall der Vorhof- und Kammertätigkeit. Durch diesen Ausfall von P und QRS entsteht eine Pause, die das Doppelte oder das Mehrfache des normalen RR-Abstandes beträgt (Abb. 103 und 104). Gelegentlich fällt in die Pause eine Ersatzsystole

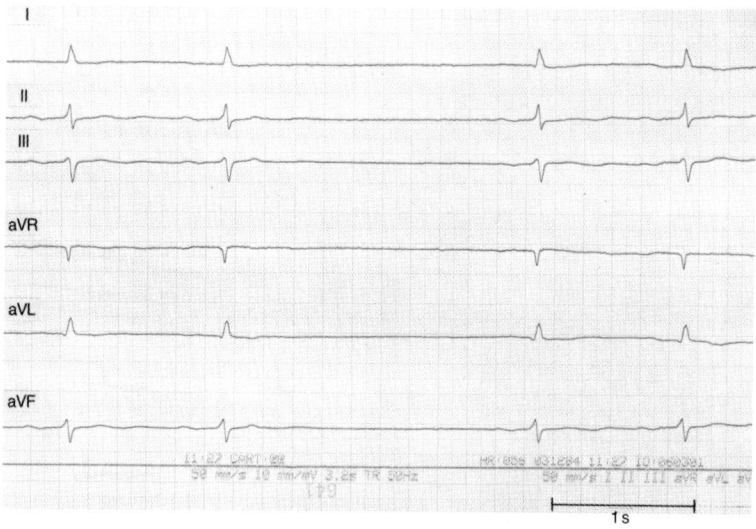

Abb. 104. W. M., 83-jährige Patientin mit koronarer Herzkrankheit. In der Abbildung eine *sinuatriale Blockierung* nach der zweiten Kammererregung. Die Pause beträgt genau das Doppelte der normalen RR-Abstände

ein. Liegt eine konstante SA-Blockierung von z. B. 2:1 über eine längere Zeit vor, dann kann die Differentialdiagnose gegenüber einer Sinusbradykardie schwierig sein.

Sinuatriale Blockierung 3. Grades (totaler SA-Block)

Bei der SA-Blockierung 3. Grades sind die sinuatrialen Leitungsbahnen vollständig blockiert, es werden keine Erregungen mehr vom Sinusknoten auf das Herz übertragen. Infolgedessen tritt ein Stillstand der Vorhöfe und der Kammern ein, wenn nicht ein sekundäres Zentrum im AV-Knoten, manchmal auch ein tertiäres Zentrum, die Führung übernehmen würde. Man registriert dann im EKG die Aktivität des sekundären Ersatzzentrums mit retrograd erregten Vorhöfen und keine antegrad erregten Vorhöfe. Die sinuatriale Blockierung 3. Grades ist elektrokardiographisch nicht von einem Sinusknotenstillstand zu unterscheiden.

6.6 Paraarrhythmien

Eine Paraarrhythmie liegt vor, wenn zwei oder mehrere Erregungsbildungszentren nebeneinander existieren. Man unterscheidet folgende Paraarrhythmien:

1. einfache AV-Dissoziation
2. komplette AV-Dissoziation
3. Interferenzdissoziation
4. Parasystolie

Bei SA- oder AV-Blockierungen treten ebenfalls in der Regel zwei simultan aktive Erregungsbildungszentren auf, es handelt sich dabei also auch um Paraarrthythmien. Aus didaktischen Gründen werden die SA- und AV-Blockierungen im Kapitel „Reizleitungsstörungen" besprochen.

Paraarrhythmien treten häufiger auf als bisher angenommen wurde. Die Diagnose einer Paraarrhythmie wird in EKG-Befunden viel zu selten gestellt, weil die Differentialdiagnose gegenüber anderen bekannteren Herzrhythmusstörungen – z. B. Extrasystolen – sehr schwierig sein kann.

6.6.1 Einfache AV-Dissoziation

Synonyma: AV-Dissoziation, einfache AV-Frequenzdissoziation

Definition

Sinusknoten und AV-Knoten (selten ein tertiäres Zentrum) wechseln in der Erregung der Kammern bei ungestörter AV-Überleitung ab. Die Eigenfrequenz des Sinusknotens sinkt für kurze Zeit unter die des AV-Knotens (oder seltener eines tertiären Zentrums) ab. Dadurch übernimmt der AV-Knoten vorübergehend die Führung der näher gelegenen Kammern. Sinusknoten und AB-Knoten wechseln in der Führung der Ventrikelerregung ab. Es besteht keine retrograde Schutzblockierung der Vorhöfe (Abb. 105)

Elektrokardiogramm (Abb. 106 und 107)

1. PQ-Zeit inkonstant – es können nebeneinander beobachtet werden:
   normale PQ-Zeit
   verkürzte PQ-Zeit

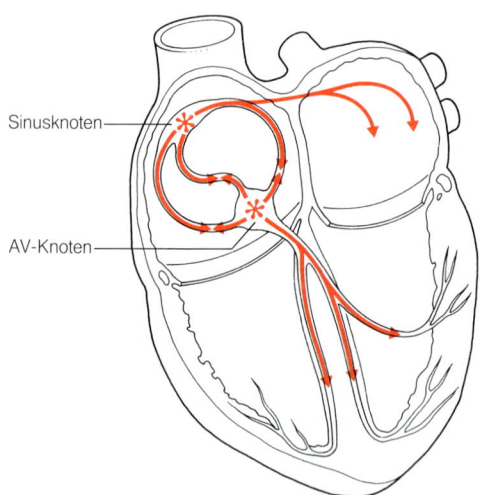

Abb. 105. Einfache AV-Dissoziation. Schematische Darstellung der Erregungsbildungszentren

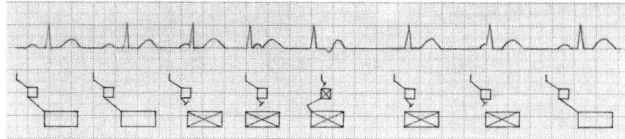

Abb. 106. Einfache AV-Dissoziation

P in QRS
P folgt QRS
P-Zacke wandert durch die QRS-Gruppen hin und her („Pendel-
bewegung" der P-Zacken um die QRS-Gruppen); es besteht keine
feste Relation zwischen P und QRS, Vorhöfe und Kammern
schlagen also nicht assoziiert, sondern *dissoziiert*.

2. P meist positiv:
Vorhöfe meist vom Sinusknoten erregt →
Reize vom AV-Knoten treffen auf refraktäres Gewebe der Vorhöfe
P selten negativ:
sinkt die Sinusfrequenz weiter ab oder $\Big\}$ →
steigt die AV-Knotenfrequenz weiter an
retrograde AV-Knotenerregung trifft auf nicht refraktäre Vorhöfe
(keine retrograde Schutzblockierung!) →
P negativ (Ableitung II, III, AVF)

3. QRS unverändert, da die Kammern vom Sinusknoten oder vom
AV-Knoten erregt werden.
Ausnahmen: QRS verbreitert und deformiert, wenn ein tertiäres
Zentrum die Führung der Kammern übernimmt oder wenn die
Erregungsausbreitung in den Kammern aberrierend ist.

Vorkommen
1. Erhöhter Vagustonus:
konstitutionell
Atropin
Training (Leistungssportler)
intrakranielle Drucksteigerung
reflektorische Adrenalinwirkung
Carotissinus-Druckversuch

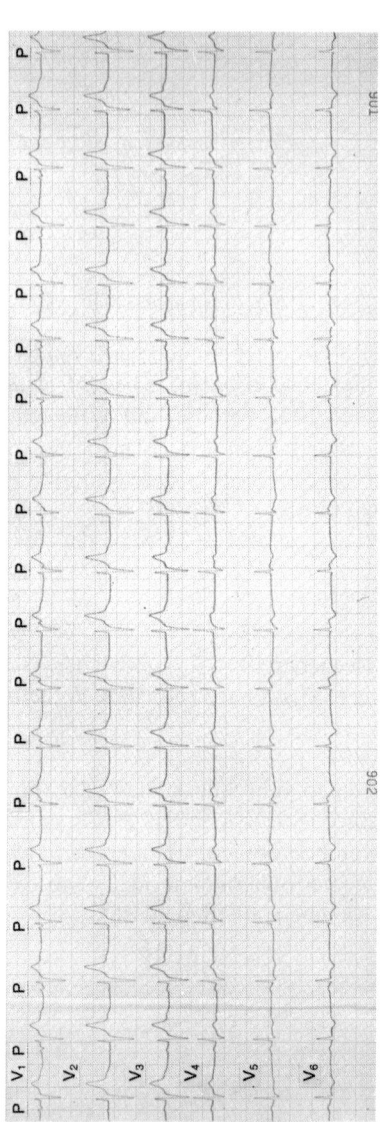

Abb. 107. W. K., 65-jähriger Patient mit akutem Hinterwandinfarkt des Herzens. *Einfache AV-Dissoziation.* In V_6 Störungen der Erregungsrückbildung durch den Herzinfarkt. Die Vorhoferregungen sind mit dem Buchstaben P gekennzeichnet. Aufzeichnung mit einem Papiervorschub von 25 mm/s

2. künstlicher ventrikulärer Herzschrittmacher mit Demandfunktion bei erhaltener retrograder AV-Überleitung

Therapie
in der Regel nicht erforderlich

Bemerkungen
Sinkt die Herzfrequenz des Sinusknotens deutlich und über längere Zeit unter die des AV-Knotens, dann werden die Vorhöfe retrograd erregt (negatives P in II und III) und die Sinusknotenerregung gelöscht. Es besteht dann das Bild eines *AV-Knotenrhythmus*. Bei der einfachen AV-Dissoziation sinkt die Frequenz des Sinusknotens nur gering und nur kurzfritig unter die des sekundären bzw. tertiären Zentrums.

6.6.2 Komplette AV-Dissoziation

Definition
Eine komplette AV-Dissoziation ist eine Sonderform der einfachen AV-Dissoziation und liegt vor, wenn der AV-Knoten über längere Zeit konstant die Führung übernimmt (dabei ist der Ausdruck „längere Zeit" nicht genau definiert).

Elektrokardiogramm
positive P-Wellen in konstantem zeitlichem Abstand kurz vor, in oder hinter den QRS-Gruppen. Gelegentlich kommt es zur Synchronisation von Vorhof- und Kammertätigkeit: Vorhof- und Kammerfrequenz gleichen sich einander an.

Vorkommen
1. organische Herzerkrankungen
2. erhöhter Vagustonus (s. einfache AV-Dissoziation)

6.6.3 Interferenzdissoziation

Synonyma: imkomplette AV-Dissoziation

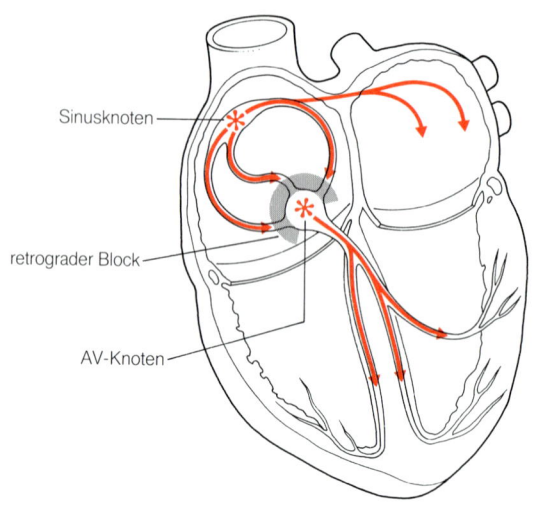

Abb. 108. Interferenzdissoziation. Schematische Darstellung der Erregungsbildungszentren

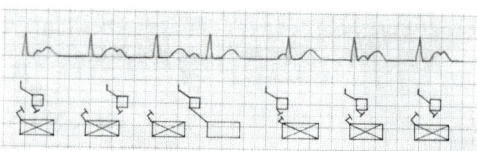

Abb. 109. Interferenzdissoziation

Definition

Die Interferenzdissoziation ist eine Sonderform der AV-Dissoziation
(inkomplette AV-Dissoziation). Sinusknoten und AV-Knoten (selten
ein tertiäres Zentrum) bestehen nebeneinander als Automatiezentren, wobei ein retrograder Block an der AV-Grenze die Vorhöfe vor
der Erregung des zweiten Zentrums schützt. Der Sinusrhythmus der
Vorhöfe bleibt dadurch ungestört. *Einfache AV-Dissoziation* und
Interferenzdissoziation unterscheiden sich durch die retrograde
Schutzblockierung der Vorhöfe bei der Interferenzdissoziation.
(Abb. 108).

162

Elektrokardiogramm (Abb. 109)

1. PQ-Zeit inkonstant
2. P stets positiv (II und III):
   retrograder Block →
   Vorhöfe vor der Erregung des 2. Zentrums geschützt →
   Erregung der Vorhöfe durch den Sinusknoten →
   Hindurchwandern der stets positiven (!) P-Wellen durch die QRS-Gruppen
3. Trifft die antegrade Erregung des Sinusknotens auf nicht mehr refraktäres Gewebe im AV-Knoten und Ventrikel, ist also die Erregung des AV-Knotens abgeklungen →
   Sinusknoten übernimmt auch die Erregung der Kammern →
   in den AV-Knotenrhythmus „eingestreute" Sinusaktionen;
   Trifft die Sinuserregung auf nur zum Teil erregbares Gewebe im AV-Knoten →
   Verzögerung der Überleitung im AV-Knoten →
   verlängerte PQ-Intervalle der übergeleiteten Sinuserregungen
4. P-Wellen deutlich langsamer als die QRS-Gruppen
5. QRS unverändert, wenn die Kammern vom Sinusknoten oder vom AV-Knoten erregt werden. QRS verbreitert und deformiert, wenn ein tertiäres ventrikuläres Automatiezentrum die Erregung der Kammern übernimmt (z. B. bei der Kammertachykardie)

Vorkommen

1. Intoxikation:
   Digitalis
   Chinidin
2. Infektionen:
   entzündlich (rheumatisches Fieber)
   toxisch (Diphtherie)
3. Degeneration:
   Koronarsklerose
   Herzinfarkt
4. vegetativ
5. künstlicher ventrikulärer Herzschrittmacher starrfrequent oder mit Demandfunktion bei erhaltener (bzw. wiederhergestellter) antegrader AV-Leitung und retrograder AV-Blockierung

6.6.4 Parasystolie

selten

Definition

2 Automatiezentren mit unterschiedlicher Frequenz werden nebeneinander wirksam. In der Regel sind es der Sinusknoten und ein langsameres tertiäres Zentrum (seltener AV-Knoten), wobei ein Eintrittsblock oder antegrader Block um das Parasystoliezentrum dieses Zentrum gegenüber den Sinusknotenerregungen abschirmt und somit eine völlig ungestörte Reizbildung des Parasystoliezentrums ermöglicht. *Interferenzdissoziation* und Parasystolie unterscheiden sich dadurch, daß bei der Interferenzdissoziation ein retrograder Block an der AV-Grenze besteht und bei der Parasystolie ein antegrader Block das Parasystoliezentrum vor einem Auslöschen der Erre-

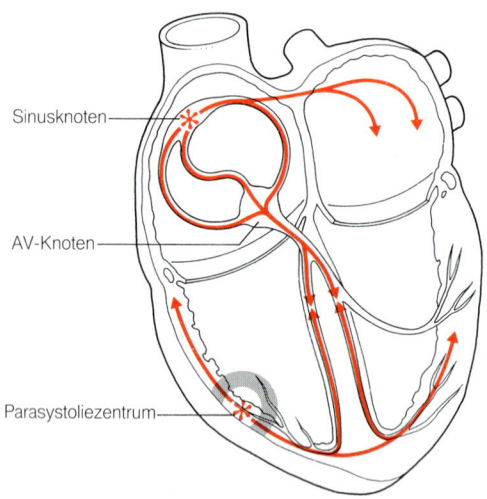

Abb. 110. Parasystolie. Schematische Darstellung der Erregungsbildungszentren

gungsbildung schützt. Bei der Interferenzdissoziation mit retrogradem (!) Block an der Vorhof-Kammergrenze werden die Sinuserregungen antegrad auf die Ventrikel übergeleitet, wenn das Kammergewebe nicht mehr refraktär ist. Dadurch kann die Reizbildung des sekundären oder tertiären Zentrums gestört sein. Bei der Parasystolie verhindert der antegrade Block nicht, daß die Sinuserregungen auf die Ventrikel übergeleitet werden, aber es wird verhindert, daß die Sinuserregungen die Reizbildung des Parasystoliezentrums stören (Abb. 110).

Elektrokardiogramm (Abb. 111)

1. Neben einen Sinusrhythmus (bzw. Vorhofflimmern!) existiert ein langsamer Kammerrhythmus. Sinusknoten und Parasystoliezentrum bilden ihre Erregungen völlig ungestört voneinander. Darum bleiben die Abstände der Erregungen beider Zentren konstant. Dabei kann der Abstand zwischen den parasystolischen Erregungen auf das Doppelte oder Vielfache der Frequenz des Parasystoliezentrums verlängert sein, wenn die Kammern von der letzten Erregung noch refraktär sind und darum die parasystolischen Impulse latent bleiben. Der Rhythmus des parasystolischen Zentrums wird aus dem kürzesten Intervall zwischen zwei parasystolischen Schlägen bestimmt.

2. Die Differentialdiagnose gegenüber ventrikulären *Extrasystolen* kann manchmal schwierig sein. Denn die regelmäßigen Impulse des Parasystoliezentrums werden immer dann von einer Kammererregung beantwortet, wenn sie außerhalb der Refraktärphase der Kammern einfallen. Es ist häufig die frühe Phase nach der Refraktärzeit, in der auch die Extrasystolen auftreten. Extrasystolen unterscheiden sich aber von Parasystolen dadurch, daß Extrasy-

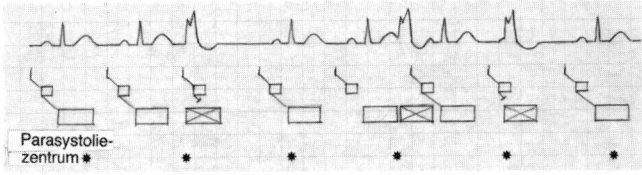

Abb. 111. Parasystolie

stolen in der Regel eine fixe Kuppelung zur vorangehenden Kammererregung haben, Parasystolen hingegen nicht. Parasystolen zeigen außerdem einen stabilen Parasystolierhythmus mit konstanten, teilbaren Intervallen.

Vorkommen
meist bei organischen Herzerkrankungen
1. Intoxikation:
   Digitalis
   Chinidin
2. Infektionen:
   entzündlich
   toxisch
3. Degeneration:
   Koronarsklerose
   Herzinfarkt
4. künstlicher starrfrequenter Herzschrittmacher – die Impulse des künstlichen Herzschrittmachers werden von den Sinusreizen nicht beeinflußt
5. gesunde Jugendliche (selten)

7. Schrittmacher-EKG

1983 lebten in der Bundesrepublik Deutschland 130 000 Bürger mit einem Herzschrittmacher. Ihre Zahl ist seither weiter angestiegen. Der weitaus größte Teil dieser Schrittmacherpatienten hat eine koronare Herzkrankheit, die durch eine Mangelversorgung des Reizbildungs- und Reizleitungsgewebes zu bradykarden Herzrhythmusstörungen mit Morgagni-Adams-Stokes-Anfällen führte. Bei der *Indikation* zur Herzschrittmacher-Implantation muß zwischen der passageren und der permanenten Schrittmacher-Therapie unterschieden werden.

Die *passagere Schrittmacher-Behandlung* wird ganz überwiegend beim akuten Herzinfarkt eingesetzt bzw. bei Erkrankungen des Herzens, die erwarten lassen, daß die akute Gefahr, die von der bradykarden Herzrhythmusstörung ausgeht, in Kürze beseitigt sein wird. Außerdem als Akutmaßnahme zur Überbrückung der Zeit bis zur endgültigen Schrittmacher-Implantation (Abb. 112). Technisch wird so vorgegangen: Ein bipolarer Elektrodenkatheter wird über die Vena jugularis interna, die Vena basilica oder die Vena subclavia, seltener die Vena femoralis in die Spitze des rechten Ventrikels vorgeschoben. Anschließend wird der Katheter an der Eintrittsstelle in die Vene fixiert und an einen Impulsgeber angeschlossen, der vom Netzstrom oder von einer Batterie mit Strom versorgt wird.

Wichtigste Indikation für den *permanenten Schrittmacher* ist der Adams-Stokes-Anfall infolge einer bradykarden Herzrhythmusstörung, meist ein totaler AV-Block mit vorübergehendem Kammerstillstand. Dabei wird man zunächst einen passageren Schrittmacher legen, um der akuten Gefahr weiterer Anfälle vorzubeugen und anschließend in Ruhe die Vorbereitungen für den permanenten Schrittmacher treffen.

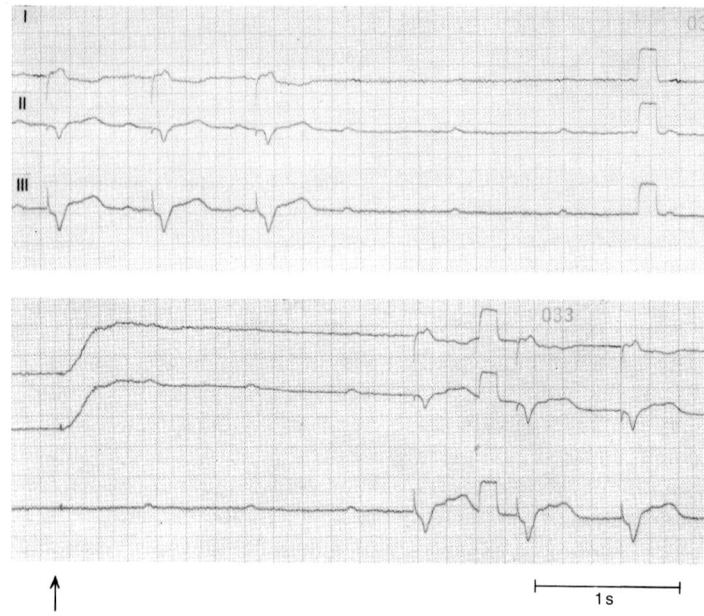

Abb. 112. H.A., 70-jähriger Patient mit koronarer Herzkrankheit, totalem AV-Block und Adams-Stokes-Anfällen und schließlich Kammerstillstand. Sofortige transvenöse Implantation eines *passageren Herzschrittmachers,* dessen Impulse von den Herzkammern beantwortet werden. Durch Manipulation am Schrittmacher plötzlich Ausfall der Schrittmacherimpulse. Dadurch erneuter Kammerstillstand mit nachfolgender Bewußtlosigkeit *(Pfeil).* Nach dem Ausfall des Schrittmachers von insgesamt 8 s setzen die Schrittmacherimpulse wieder ein

Beim bifaszikulären Schenkelblock (Rechtsschenkelblock mit linksanteriorem oder linksposteriorem Hemiblock) wurde früher prophylaktisch ein Herzschrittmacher implantiert, da dem totalen Block häufig ein bifaszikulärer Block vorangeht. Heute stellt der bifaszikuläre Block allein keine Indikation mehr zur Schrittmacher-Implantation dar. Lediglich in Verbindung mit Synkopen oder einem höhergradigen AV-Block, der intermittierend spontan oder bei Vorhofstimulation mit niedriger Frequenz (unter 100/min.) nachgewiesen wird. Ebenso ist heute die Indikationsstelle zur Schrittmacher-Therapie beim Sinusknotensyndrom eher zurückhaltend.

Vor der Implantation eines permanenten Schrittmachers muß die Frage geprüft werden, welcher Schrittmacher am günstigsten ist. Bei den heute zur Verfügung stehenden Schrittmachersystemen unterscheidet man die Einkammersysteme von den Zweikammersystemen.

Um die verwirrende Zahl von Bezeichnungen für die verschiedenen Herzschrittmachertypen zu vereinheitlichen, wurde von der ICHD (Inter-Society Commission for Heart Diseases Resources) ein übersichtliches *Kodierungsprinzip* vorgeschlagen, das heute allgemein verwendet wird: Der erste Buchstabe kennzeichnet den Stimulationsort, der zweite gibt den Teil des Herzens an, aus dem das Steuerpotential abgeleitet wird und der dritte Buchstabe steht für die Stimulationsart. Zum Beispiel heißt VVI, daß der Ventrikel stimuliert wird (V), das Steuerpotential aus dem Ventrikel (V) – nämlich die R-Amplituden – abgeleitet und dem Schrittmacheraggregat zugeleitet wird und die Schrittmacherimpulse inhibiert (D), d. h. unterbrochen werden, wenn die Eigenfrequenz des Herzens sich wieder erholt hat und eine bestimmte Frequenz überschreitet.

Bei dem *Einkammersystem* wird nur 1 Katheterelektrode entweder in den rechten Vorhof oder den rechten Ventrikel plaziert, je nach der Indikationsstellung. Eine Plazierung der *Elektrode in den rechten Vorhof* (Typ A00 oder AAI) setzt voraus, daß die AV-Überleitung intakt ist und wird bei Erregungsstörungen im Vorhofbereich angewendet. Der vorhofgesteuerte Bedarfsschrittmacher AAI mit einer Elektrode im rechten Vorhof hat eigentlich nur theoretisches Interesse, weil der Einsatz selten indiziert ist. Sinkt die Vorhoffrequenz unter einen bestimmten Grenzwert, dann wird ein Impuls ausgelöst und auf das Vorhofmyokard übertragen. Dieser Schrittmacher könnte bei isolierten Erregungsstörungen im Vorhofbereich verwendet werden, setzt aber voraus, daß die AV-Überleitung auch auf längere Sicht erhalten bleibt (Abb. 113).

Bei AV-Blockierungen wird die *Katheter-Elektrode im rechten Ventrikel* verankert (Typ V00 oder VVI). Dabei wird das Schrittmachersystem mit fest- oder starrfrequenter Kammerstimulation (Typ V00) heute kaum noch verwendet, da die Gefahr besteht, daß bei Wiederauftreten eines Eigenrhythmus die elektrischen Impulse in die vulnerable Phase dieser spontanen Herzaktionen fallen und dadurch Kammerflimmern auslösen (s. unter vulnerable Phase der Herzak-

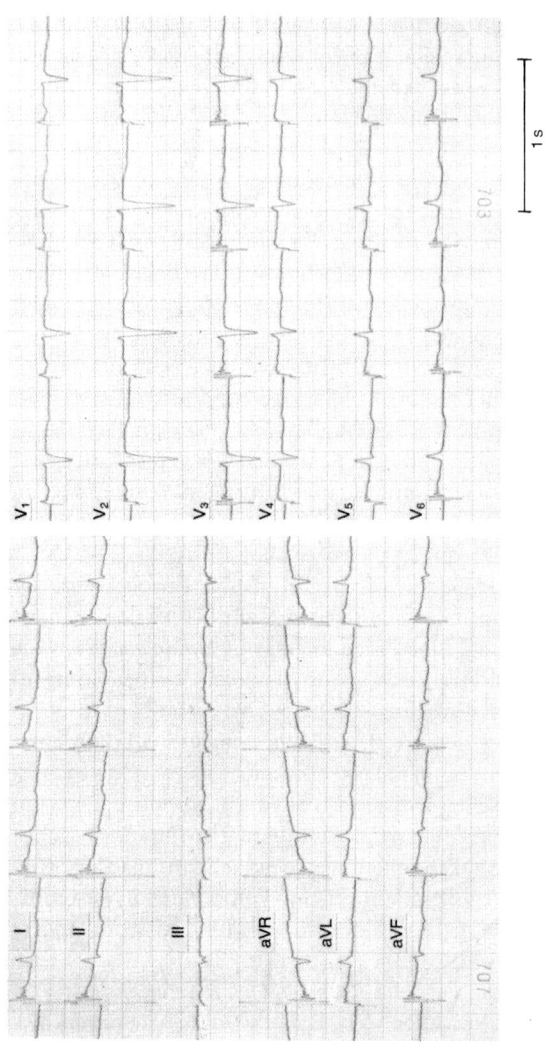

Abb. 113. W. R., 59-jährige Patientin mit Sinusknoten-Syndrom bei koronarer Herzkrankheit. Wegen längerer Pause bis zu 3 s während der bradykarden Phasen Implantation eines *Schrittmachers vom Typ AAI = Vorhof sti- mulierender Bedarfsschrittmacher* = unifokaler Bedarfsschrittmacher mit einer Elektrodensonde im rechten Vorhof. Die Vorhöfe werden mit einer Frequenz von 70/min stimuliert und die Erregung mit einer Überlei- tungszeit von 0,24 s auf die Ventrikel übergeleitet

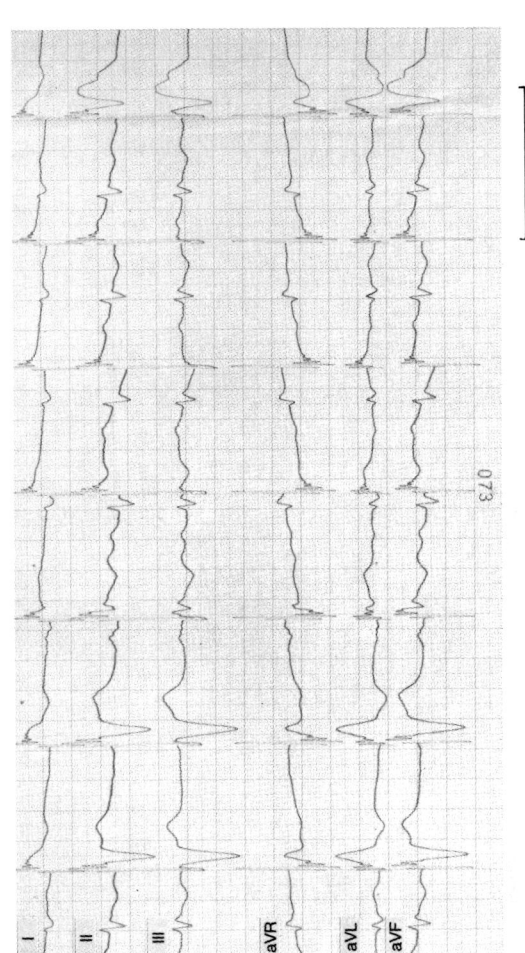

Abb. 114. M.O., 75-jähriger Patient mit koronarer Herzkrankheit und intermittierend auftretendem totalem AV-Block mit Adams-Stokes-Anfällen. Implantation eines (heute nicht mehr verwendeten) *Schrittmachers vom Typ VOO = Ventrikel stimulierender starrfrequenter Schrittmacher.* Die Kammern werden mit einer Frequenz von 71/min stimuliert, unabhängig davon, ob die physiologische Sinuserregung bereits die Kammererregung eingeleitet hat. Die in die Refraktärphase der Sinuserregung einfallenden Schrittmacherimpulse werden nicht beantwortet

171

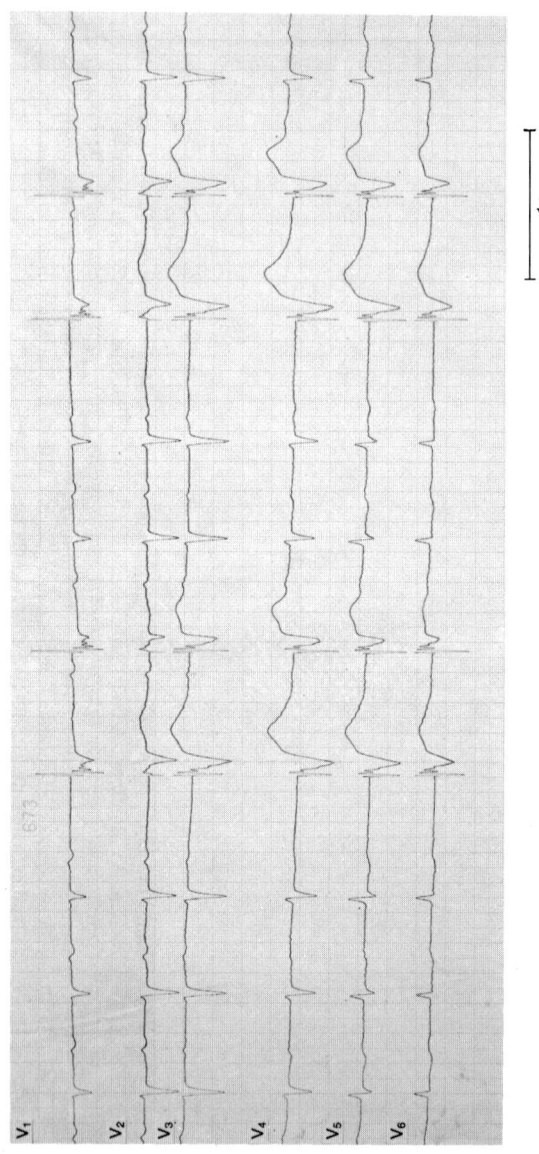

1 s

Abb. 115. L. G., 81-jährige Patientin mit koronarer Herzkrankheit und AV-Blockierung 2. Grades vom Typ Wenckebach mit Schwindel und Adams-Stokes-Anfällen. Implantation eines *Schrittmachers vom Typ VVI = Kammer stimulierender Bedarfsschrittmacher* = unifokaler Bedarfsschrittmacher mit einer Elektrodensonde im rechten Ventrikel. Die Ventrikel werden nur dann stimuliert, wenn die Pause nach der letzten übergeleiteten Sinuserregung mehr als 0,8 s beträgt

tion). Diese Gefahr besteht bei dem ventrikelgesteuerten Herzschritt-macher (Demand-Schrittmacher) vom Typ VVI nicht. Hierbei wer-den die elektrischen Impulse nur dann abgegeben, wenn der Abstand zwischen zwei R-Zacken im EKG eine festgelegte Zeit-spanne überschreitet oder anders ausgedrückt: wenn die Eigenfre-quenz des Herzens unter einen Grenzwert von z. B. 70 Schlägen/min absinkt. Dieser Schrittmacher wird heute am häufigsten eingesetzt. Er hat eine sehr niedrige Komplikationsrate (Abb. 114 und 115).

Die *Zweikammersysteme* haben zwei Katheterelektroden, wobei eine in den rechten Vorhof und die andere in die rechte Kammer vor-geschoben wird. Beim vorhofgesteuerten, ventrikelstimulierenden Herzschrittmacher (VAT, VDD) wird das Vorhofpotential von der

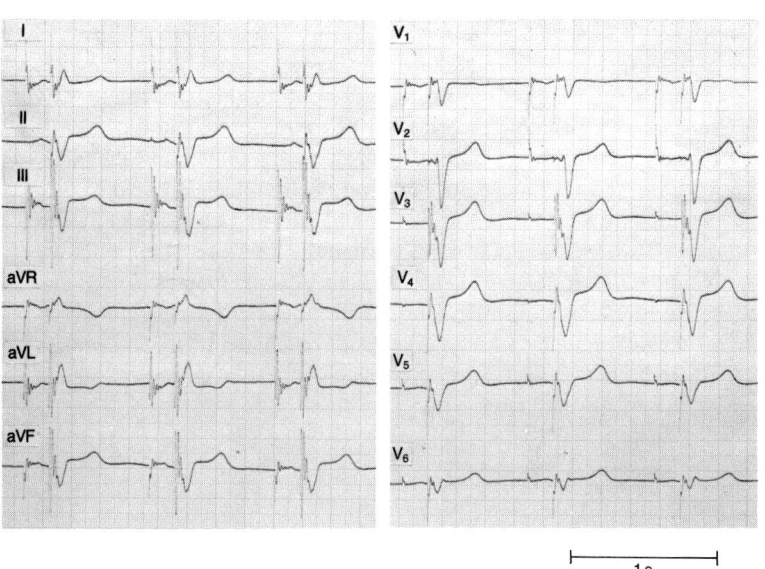

Abb. 116. W. F., 45-jähriger Patient mit koronarer Herzkrankheit und Zu-stand nach Posterolateralinfarkt des Herzens. Wegen extremer Sinusbrady-kardie Implantation eines *Schrittmachers vom Typ DDD = Ventrikel und Vor-hof stimulierender Bedarfsschrittmacher* = bifokaler Bedarfsschrittmacher mit einer Elektrodensonde im rechten Vorhof und einer Elektrodensonde im rechten Ventrikel. Die Vorhöfe werden mit einer Frequenz von 68/min stimu-liert, anschließend werden die Ventrikel nach einer Verzögerung von 0,18 s mit der gleichen Frequenz stimuliert

Vorhofelektrode aufgenommen und über eine Triggereinheit im Schrittmacher an die Ventrikelelektrode mit einer konstanten Zeitverzögerung weitergeleitet. Dieses Schrittmachersystem setzt eine intakte Funktion und Überleitung des Sinusknotens voraus. Der Vorteil ist, daß die autonome Regulation des Sinusknotens mit Anpassung der Herzfrequenz an die Belastung erhalten bleibt. Er kann darum bei AV-Blockierungen mit normaler Vorhoferregung verwendet werden. Die zeitlich versetzte Aufeinanderfolge von Vorhof- und Ventrikelerregung bewirkt zusätzlich eine bessere Füllung der Herzkammern und somit ein größeres Schlagvolumen bzw. Herzzeitvolumen.

Der bifokale Bedarfsschrittmacher bzw. Demandschrittmacher DDD (sequentieller Schrittmacher) setzt ebenfalls zwei Elektroden voraus: je eine Elektrode wird im Vorhof- und im Ventrikelbereich plaziert. Bei einem Abfall der Vorhoffrequenz unter ein bestimmtes Zeitintervall - z. B. durch Ausfall, Blockierung oder extreme Bradykardie des Sinusknotens - setzt der Schrittmacher ein und gibt seine Impulse in einem festen zeitlichen Intervall aufeinander folgend an Vorhöfe und Kammern ab. Für dieses Schrittmachersystem ist also eine intakte Sinusknotenfunktion nicht erforderlich. Fällt zusätzlich die AV-Überleitung aus, dann werden die Ventrikel allein über die Kammerelektrode überwacht und beim Absinken unter eine festgesetzte Frequenz stimuliert. Dieses Schrittmacheraggregat enthält also zwei Stimulationskreise, die beide nach dem Demandprinzip arbeiten, bei Bedarf auch gleichzeitig mit einem angemessenen zeitlichen Abstand (Abb. 116).

8. Seltene Krankheiten mit EKG-Veränderungen

8.1 Jervell-Lange-Nielsen-Syndrom

Synonyma: Syndrom mit verlängerter QT-Dauer, Langes QT-Syndrom

Geschichte
1957 von Jervell und Lange-Nielsen beschrieben. Bisher wurden ca. 80 Fälle mitgeteilt.

Definition
Ein autosomal rezessiv vererbtes Krankheitsbild mit abnorm verlängerter QT-Dauer, tödlichen Synkopen und Innenohrschwerhörigkeit

Ätiologie
ungeklärt
Repolarisation der Herzmuskelzellen nicht einheitlich verlängert

Ursachen
1. autosomal vererbte Anlage
2. erworben nach Herzinfarkt, Erkrankung des ZNS, Gehirnblutung

Klinische Symptome
1. QT-Verlängerung im EKG
2. Schwere bilaterale hochfrequente Schwerhörigkeit im Audiogramm
3. Synkopen infolge ventrikulärer Tachykardien und Kammerflimmern

Therapie

Prophylaxe: Kontraindiziert sind

1. Antiarrhythmika vom Chinidintyp (Gruppe I A) mit Verlängerung der Repolarisationsphase
2. alle Medikamente, die eine Hypokaliämie bewirken (Diuretika, Laxantien)

Medikamentöse Therapie:

1. Antiarrhythmika vom Lidocaintyp (Gruppe I B) mit Verkürzung der Repolarisationsphase
2. Betarezeptorenblocker

8.2 Romano-Ward-Syndrom

Das Romano-Ward-Syndrom ist ein autosomal dominant (!) vererbtes Krankheitsbild mit abnorm verlängerter QT-Dauer, aber ohne Innenohrschwerhörigkeit.

9. Literatur

1. Antoni A (1972) Über den elektrophysiologischen Mechanismus der Refraktärperiode des Myokards und ihre Beeinflussung durch Antiarrhythmika. In: Dengler HJ (Hrsg) Die therapeutische Anwendung β-Sympathikolytischer Stoffe. Schattauer, Stuttgart

2. Börger HH (1978) EKG-Information. Steinkopff, Darmstadt

3. Csapo G (1980) Konventionelle und intrakardiale Elektrokardiographie. Documenta Geigy, Wehr/Baden

4. Dubin DB (1980) Schnell-Interpretation des EKG, Springer, Berlin Heidelberg New York

5. Halhuber MJ, Günter R, Ciresa M (1978) EKG-Einführungskurs. Springer, Berlin Heidelberg New York

6. Heinecker R (1980) EKG in Praxis und Klinik. Thieme, Stuttgart

7. Holzmann M (1965) Klinische Elektrokardiographie. Thieme, Stuttgart

8. Kaufmann R (1981) Pathophysiologie der Arrhythmien. In: Scharper W und Gottwik MG (Hrsg) Fortschritte in der Kariologie: Therapie der Arrhythmien, Echokardiographie. Verh Dtsch Ges Herz- und Kreislaufforschg 47: 1, Steinkopff, Darmstadt

9. Klinge R (1978) Das Elektrokardiogramm. Thieme, Stuttgart

10. Lown B (1967) Electrical reversion of cardiac arrhythmias. Br Heart J 29: 469

11. Lüderitz B (1981) Therapie der Herzrhythmusstörungen. Springer, Berlin Heidelberg New York

12. Nusser E, Trieb G, und Weidner A (1981) Differentialdiagnostik des EKG. Schattauer, Stuttgart New York

13. Scherf D (1947) Studies on auricular tachycardia caused by aconitine administration. Proc Soc exp Biol Med (NY) 64: 233

14. Scherf D, Romano FJ und Terranova R (1948) Experimental studies on auricular flutter and auricular fibrillation. Am Heart J 36: 241

15. Schlesinger MJ (1940) Relation of anatomic pattern to pathologic conditions of the coronary arteries. Arch Pathol 30: 403

16. Schley G (1975) Zur Pathophysiologie des Kammerflimmerns. Dtsch Med Wschr 100: 771

17. Schley G (1986) Medikamentöse Therapie der Herz- und Gefäßkrankheiten. 2. Auflage, Thieme, Stuttgart New York

18. Schley G, Meesmann W, Wild U und Wilde A (1974) Änderungen der Flimmerschwelle des Herzens nach akutem Koronarverschluß in Abhängigkeit von der Größe des Versorgungsgebietes. Z Kardiol 63: 1068

19. Schley G, Meesmann W, Wilde A und Wild U (1974) Changes in Fibrillation Threshold of the Heart Produced by a Beta Sympatholytic Agent (Practolol), Before and After Experimental Coronary Ligation. Cardiovasc Res 8: 640

20. Schmidt RF (1960) Versuche mit Aconitin zum Problem der spontanen Erregungsbildung im Herzen. Pflügers Arch 271: 526

21. So CS (1974) Praktische Elektrokardiographie. Selecta, Planegg

10. Sachverzeichnis